Haeberle
Anfänge der Sexualwissenschaft
Historische Dokumente

Anfänge der Sexualwissenschaf

Historische Dokumente
Auswahl, Kommentar und Einführung
von Erwin J. Haeberle

mit einem Vorwort
von Wilhelm A. Kewenig,
Senator für Wissenschaft und Forschung Berlin

W DE G
Walter de Gruyter
Berlin · New York 1983

Der Autor:

Erwin J. Haeberle, Ph. D., Ed. D., ist Direktor für historische Studien am Institute for Advanced Study of Human Sexuality in San Francisco, Professor an der San Francisco State University und wissenschaftlicher Mitarbeiter des Kinsey Instituts in Bloomington/Indiana. Er war einer der zwei stellvertretenden Vorsitzenden des Wissenschaftlichen Beirats des 6. Weltkongresses für Sexualwissenschaft in Washington, D. C., 22. - 27. Mai 1983, anläßlich dessen die vorliegende Dokumentation erstmals zusammengestellt wurde.

Übersetzung:

Dr. med. Christoph Zink, Berlin

Bildnachweis:

Der Autor bedankt sich bei folgenden Institutionen und Einzelpersonen für die freundliche Überlassung von Dokumenten und fotografischem Material:

Österreichische Nationalbibliothek, Wien (1, 14, 17, 18, 19); Dr. Harry Benjamin, New York (58, 68, 69, 70, 74, 75, 79, 83, 84, 85, 86, 87, 88); Prof. Robert Bloch, München (6, 7, 8, 9, 10, 22); Cortina International, Dr. Boruto, Verona (2); Prof. Dr. C. van Emde Boas, Amsterdam (54, 55); Deutsches Bundesfilmarchiv, Koblenz (67); Manfred Herzer, Berlin (12, 23, 56, 71, 72, 80); Alice Holz, Jerusalem (33); Kinsey Institute for Research in Sex, Gender and Reproduction (3, 5, 11, 13, 15, 16, 20, 21, 24, 25, 26, 27, 28, 29, 30, 36, 37, 38, 39, 40, 41, 42, 43, 44, 45, 46, 47, 48, 49, 50, 51, 52, 57, 59, 60, 61, 62, 63, 64, 66, 76, 77); Dr. Michael Meroz und Botschafter Yohanan Meroz, Jerusalem (31, 32, 34, 35, 65).

CIP-Kurztitelaufnahme der Deutschen Bibliothek

Anfänge der Sexualwissenschaft, Historische Dokumente / Ausw., Kommentar u. Einf. von Erwin J. Haeberle. Mit einem Vorw. von Wilhelm A. Kewenig. - Berlin; New York: de Gruyter, 1983.
Einheitssacht.: Birth of sexology <dt.>
Ausstellungskatalog
ISBN 3-11-0099322-0
NE: Haeberle, Erwin J. [Hrsg.]; EST

Die Forschungsarbeiten zu diesem Projekt wurden unterstützt durch das Kinsey Institute for Research in Sex, Gender and Reproduction, Indiana University, Bloomington, Indiana, USA.

Satz und Druck: Gerike GmbH, Berlin - Bindung: Dieter Mikolai, Berlin
Einbandgestaltung: Rudolf Hübler, Berlin

Vorwort zur amerikanischen Ausgabe

Das Jahr 1983 ist in besonderer Weise geeignet, der frühen Phasen der Sexualwissenschaft zu gedenken. Vor 75 Jahren – im Jahre 1908 – wurde in Berlin die erste *Zeitschrift für Sexualwissenschaft* veröffentlicht, vor 70 Jahren – im Jahre 1913 – wurde die erste *Gesellschaft für Sexualwissenschaft,* ebenfalls in Berlin, gegründet. So war unsere Stadt einst ein kreatives Zentrum der Sexualwissenschaft, eine Leistung, auf die wir heute mit Stolz blicken können.

In diesen Stolz mischt sich jedoch auch Bitterkeit, war doch Berlin auch der Ort, an dem vor 50 Jahren die vielversprechende Entwicklung der deutschen Sexualwissenschaft ein jähes Ende fand. Die barbarischen Bücherverbrennungen, die mitten im Zentrum der Stadt, unweit der Universität und des Opernhauses stattfanden, betrafen auch die Werke deutscher Sexualwissenschaftler und bedeuteten das Ende ihrer Wissenschaft für zwölf dunkle Jahre.

Wie Professor Haeberle ausführt, gab es bislang keine Veröffentlichung über den Anfang und die frühe Entwicklung der Sexualwissenschaft. Obwohl die Beschäftigung mit historischen Dokumenten wohl nicht die einzige Möglichkeit ist, eine Verbindung zur Vergangenheit herzustellen, ist dies sicherlich die zuverlässigste Methode. Es freut mich daher, daß er die Initiative ergriffen hat, die Geschichte der Sexualwissenschaft bis zum Jahre 1933 zusammenzufassen und sie durch diese Schrift den Teilnehmern des *6. Weltkongresses für Sexualwissenschaft* zugänglich zu machen. Da dieser Kongreß in Washington, D. C., stattfindet und diese Broschüre in englischer Sprache erscheint, ist es besonders passend, daß die Schrift mit Dokumenten beginnt und endet, die Berlin mit der englischsprachigen Welt verbinden. Vor allem die Korrespondenz zwischen Havelock Ellis und Harry Benjamin hat mich sehr beeindruckt. Dr. Benjamin, der heute im Alter von 98 Jahren in New York lebt, wurde in Berlin geboren und emigrierte im Jahre 1913 in die Vereinigten Staaten. Er kannte alle Pioniere der Sexualwissenschaft persönlich, von Sigmund Freud bis Magnus Hirschfeld und trat auf fast allen internationalen sexualwissenschaftlichen Kongressen als Redner auf. Ich hoffe, er wird diese Schrift erhalten, sie gerne lesen und sich freuen, in ihr gewürdigt zu sein. Ich bin jedoch sicher, daß die Schrift auch auf diejenigen, die nicht persönlich Zeugen der frühen Geschichte der Sexualwissenschaft waren, ihre Wirkung nicht verfehlen wird. Manche werden durch sie vielleicht sogar angeregt, das Thema zu vertiefen und schließlich im Gedankengut der Berliner Pioniere der Sexualwissenschaft ganz unerwartete Entdeckungen zu machen.

Wilhelm A. Kewenig
Senator für Wissenschaft und Forschung Berlin

Grußwort zur deutschsprachigen Ausgabe

Auf dem Umweg über die Vereinigten Staaten von Amerika kehrt mit dieser Broschüre ein weitgehend vergessenes Kapitel sexualwissenschaftlicher Forschungsgeschichte nach Europa zurück. Mit der gleichnamigen Wanderausstellung, die im Spätherbst 1983 in Hamburg, Frankfurt und Berlin und im Frühjahr 1984 in Kiel gezeigt werden wird, soll sie viele erreichen.

Sie berichtet von der „Blütezeit" sexualwissenschaftlicher Forschung im deutschsprachigen Raum, die in dieser Weise weder hier noch andernorts seither wieder erreicht worden ist und in der Akzente durchaus anders gesetzt waren als heute und Parteilichkeit der Forscher für ihren Gegenstand und ihre „Objekte" nicht von vornherein anstößig war. Freilich war auch damals das Ausmaß der erlaubten und sinnvollen Parteilichkeit umstritten, und zwischen den verschiedenen, sexualforscherisch aktiven Gruppierungen herrschte darüber kein Konsens, im Gegenteil sogar erbitterte Rivalität und Feindschaft, die in Einzelfällen vor gegenseitiger persönlicher Diffamierung nicht zurückschreckte[1]. Das Spektrum war breit und reichte von dem antisemitischen Kreis um Hans Blüher über die deutschnationale, von Albert Moll repräsentierte Richtung, das von Magnus Hirschfeld ins Leben gerufene sozialdemokratisch-reformistische „Wissenschaftlich-humanitäre Komitee" bis zur kommunistischen und revolutionären „Sozialistischen Gesellschaft für Sexualberatung und Sexualforschung", in der Wilhelm Reich eine zentrale Rolle einnahm[2]. Wie immer orientiert, wollte diese Sexualforschung Anstoß erregen, weniger wohl wegen ihres Gegenstands als wegen ihrer Parteilichkeit, und sie hat Anstoß erregt. Die meisten ihrer Protagonisten mußten ihre Forschungen außerhalb eines abgesicherten akademischen Rahmens betreiben, einzelne fielen mit ihrem Werk der Verfolgung anheim.

Nur am 1921 gegründeten sexualwissenschaftlichen Institut der Karlsuniversität in Prag konnte die Forschungskontinuität bis heute gewahrt werden. In der Bundesrepublik gelang es erst siebzehn Jahre nach Zerstörung des Hirschfeld'schen Instituts, die alten Fäden wieder aufzugreifen. Als Hans Giese 1949 das „Wissenschaftlich-humanitäre Komitee" wieder ins Leben rief, erhob das Stadtgesundheitsamt in Frankfurt am Main Bedenken, weil der Schwerpunkt der Arbeit auf der Erforschung der Homosexualität liege und jedermann Mitglied werden könne. Man fürchtete sich vor Parteilichkeit.

Erst mit der Gründung der „Deutschen Gesellschaft für Sexualforschung" am 12. 4. 1950 in Frankfurt am Main wurden diese Bedenken fallengelassen, „da im Präsidium und im Beirat der Gesellschaft hervorragende Vertreter der ärztlichen Wissenschaft (sind), die wohl die Gewähr für eine wissenschaftlich einwandfreie Arbeit bieten." Gründungspräsident war Hans Bürger-Prinz, Psychiater in Hamburg, sein Vertreter war C. Max Hasselmann, Dermatologe in Erlangen, Schriftführer Hans Giese. Die Deutsche Gesellschaft für Sexualforschung hat seither in dreijährigem Rhythmus vierzehn wissenschaftliche Tagungen veranstaltet und unterhält ein eigenes Publikationsorgan, die „Beiträge zur Sexualforschung", in denen die meisten Tagungsbeiträge publiziert sind.

Das Interesse an sexuellen Fragen ist in den vergangenen dreißig Jahren rapide gestiegen und hat eine Flut von Publikationen und Publikationsorganen gezeitigt. Insbesondere sexualmedizinische Fragen spielen in der ärztlichen Praxis eine zahlenmäßig immer größere Rolle, der gegenüber Forschung und Ausbildung weit hinterher hinken. Zur Durchsetzung solcher praktischen Interessen hat sich 1979 die „Gesellschaft für praktische Sexualmedizin" konstituiert. Sexualforschungsgesellschaften werden in vielen Ländern der Erde laufend gegründet, mit ganz unterschiedlichen Schwerpunkten. Derzeit zählen wir alleine im ibero-amerikanischen Bereich siebzehn solcher Gesellschaften, die alle in den letzten Jahren entstanden sind.

Fraglich ist freilich, ob mit dieser Verbreiterung der Aktivität auch schon eine Vertiefung der Erkenntnis verknüpft ist. Die Beobachtungen bei den jährlichen Arbeitstreffen der „International Academy of Sex Research" deuten eher auf eine naturwissenschaftlich-medizinisch eingeengte Bearbeitung des Forschungsgegenstandes und die Kongresse der „World Association for Sexology" können sich mit ihren Vorgängern zwischen den Kriegen, an die sie anknüpfen wollen, allenfalls hinsichtlich der Teilnehmerzahlen messen. Zwar kann man nicht sagen, daß fundierte Sexualforschung völlig fehle, aber die Mittel dafür sind allerorten knapp bemessen.

Es ist in dieser Situation nicht verkehrt, sich der Entstehungsgeschichte der Sexualforschung zu besinnen und darzustellen, unter welch extrem schwierigen Bedingungen die ersten Schritte getan wurden. Das Ziel kann freilich nicht Hagiographie sein. Wenn hier die großen Vorkämpfer der Sexualforschung mit ihrem Werk vorgestellt werden, so kann dies allenfalls ein Anstoß sein, ihre Werke im Abstand der Zeit noch einmal gründlich zu studieren. Man wird dann entdecken, wie heterogen ihre Interessen waren, aber auch wie nahe in manchem die verfolgte Sexualwissenschaft ihren Verfolgern stand. Dies ist eine besonders schmerzliche Entdeckung und gilt vor allem hinsichtlich eugenischer Fragestellungen, Sterilisation und Zwangssterilisation, die in der Sexualforschung von Anfang an – durchaus nicht nur ablehnend – diskutiert wurde. Auch in der Sexualforschung der damaligen Zeit wird so in Ansätzen eine Ideologie propagiert, die später Morde an psychatrischen Patienten und an ganzen Völkern rechtfertigen sollte[3].

Friedemann Pfäfflin
Deutsche Gesellschaft für Sexualforschung

[1] Moll, A.: Der 'reaktionäre' Kongreß für Sexualforschung. Zeitschrift für Sexualwissenschaft 8, 1926-7, S. 322f.

[2] Dannecker, M.: Vorwort zum Jahrbuch für sexuelle Zwischenstufen, Auswahl aus den Jahrgängen 1899 – 1923, Bd. 1, neu ediert von W. J. Schmidt, Frankfurt 1983

[3] Aly, G., Roth, K.-H.: Die Diskussion über die Legalisierung der nationalsozialistischen Anstaltsmorde in den Jahren 1938 – 1941. Recht und Psychiatrie 1, Heft 2 (1983)

Einleitung

Geschichte und Konzept der Sexualwissenschaft

Im westlichen Kulturkreis lassen sich systematische Versuche, menschliches Sexualverhalten rational zu beschreiben, mindestens bis in das klassische Griechenland zurückverfolgen. Ärzte wie Hippokrates und Philosophen wie Platon und Aristoteles können daher zu Recht als die eigentlichen Väter der Sexualforschung bezeichnet werden, denn sie legten umfangreiche Beobachtungen und ausgereifte Theorien über die sexuellen Reaktionen und Funktionsstörungen vor, über Fortpflanzung und Empfängnisverhütung, über Schwangerschaftsabbruch, Sexualgesetzgebung und sexuelle Ethik. Im Rom der Kaiserzeit wurde dieses alte Wissen um die Sexualität durch griechische Ärzte wie Soranus und Galen weiterentwickelt und systematisiert. Ihre Arbeiten gaben islamischen Gelehrten später den Anstoß, sich ausführlich mit Fragen der Sexualität zu befassen. Diese – ursprünglich arabisch verfaßten – Studien wurden übersetzt und im Europa des Mittelalters verbreitet. Zusammen mit den wiederentdeckten griechischen und römischen Manuskripten wurden sie an den neugegründeten medizinischen Fakultäten zu Standardwerken und leisteten einen wichtigen Beitrag zum Wiederaufleben anatomischer Forschung im 16., 17. und 18. Jahrhundert. Namen wie de Graaf („Graaf-Follikel"), Berthelsen („Bartholin-Drüsen") und Cowper („Cowper-Drüsen") erinnern an diese erste Blüte der modernen Anatomie und sind bis heute mit den damals entdeckten Strukturen der Anatomie der menschlichen Geschlechtsorgane verbunden. Das Zeitalter der Aufklärung führte zu einer vehementen, dem Einfluß der Kirchen zunehmend entzogenen Diskussion über Fragen der sexuellen Ethik und führte zu den ersten privaten und öffentlichen Programmen für Sexualerziehung, zu neuen Klassifikationen und Beschreibungen des Sexualverhaltens. Im 19. Jahrhundert entstand schließlich – aus Sorge vor Übervölkerung, sexueller Psychopathie und Degeneriertheit – das Konzept der „Sexualität", das auf vielen Ebenen zu verstärkten Anstrengungen führte, ein Phänomen besser zu begreifen, das rasch immer komplexer zu werden schien. Biologische, medizinische, historische und anthropologische Forschungsarbeiten von v. Baer, Darwin, Mendel, Kaan, Morel, Magnan, Charcot, Westphal, Burton, Morgan, Mantegazza, Westermarck, Krafft-Ebing, Schrenck-Notzing und anderen schufen die Grundlagen der Sexualforschung im modernen, spezifischeren Sinn. Mit Beginn des 20. Jahrhunderts erhielt die Erforschung sexueller Probleme durch die Pionierarbeiten von Havelock Ellis, Sigmund Freud und Iwan Bloch ihren festen Platz und eigene Berechtigung.

Das Konzept einer besonderen Wissenschaftsdisziplin, die sich der Erforschung der Sexualität widmet, wurde von dem Berliner Dermatologen Iwan Bloch (1872–1922) erstmals vorgestellt, der auch einen neuen Begriff für sie prägte: *Sexualwissenschaft.* Iwan Bloch wird daher zu Recht als Vater der Sexualwissenschaft, der Sexologie, bezeichnet.

Das moderne Konzept der Sexologie (d. h. der wissenschaftlichen Erforschung der Sexualität, der *„scientia sexualis"*), muß selbstverständlich von dem älteren Konzept der Erotologie (d. h. der praktischen Erforschung der Kunst des Liebens, der *„ars amatoria"*) unterschieden werden. Erotologische Schriften wie der *Kamasutra* von Watsjajana und andere Liebesbücher der Hindu, auch ganz moderne westliche Gegenstücke wie *Die vollkommene Ehe* von van de Velde oder *Joy of Sex* von Comfort wollen dem Leser zu subjektiven Erfahrungen verhelfen. Sie sind eigentlich Anleitungsbücher, während sexologische Schriften demgegenüber objektive Einsichten zu vermitteln beabsichtigen. So allgemein kann daher der Begriff „sexualwissenschaftlich" auch rückwirkend auf ältere westliche Literatur angewandt werden, zum Beispiel auf die Hippokratische Schrift *Über den Samen* oder auf Schurigs *Gynaecologia historica-medica.*

Die rein theoretische Erforschung der Sexualität war einige Jahrzehnte vor Bloch bereits in eine neue Phase der Spezialisierung und Konzentration eingetreten. In Weiterentwicklung eines Themas aus dem Zeitalter der Aufklärung begann sich die Medizin im 19. Jahrhundert zunehmend mit den merkwürdigen, gefährlichen und vorgeblich gesundheitsschädlichen Aspekten der Sexualität zu befassen. Bereits im Jahre 1843 lieferte der russische Arzt Heinrich Kaan in seinem Buch *Psychopathia Sexualis* eine Klassifikation sexueller Geisteskrankheiten, ein Verfahren, das über vierzig Jahre später durch v. Krafft-Ebing in einem Buch mit gleichem Titel aktualisiert, erheblich erweitert und verfeinert wurde. Diese vor-sexologische Phase der Sexualforschung war daher auch fast ausschließlich dem Studium von Menschen gewidmet, die man für krank hielt. Die sexuellen Erscheinungsformen ihrer Krankheit wurden sorgfältig zusammengetragen und im allgemeinen auf „Degeneration" zurückgeführt.

Eine Erweiterung dieses Selbstverständnisses konnte nur außerhalb der Medizin und Biologie im damaligen Sinn entstehen. Wie das Werk Iwan Blochs zeigt, erwuchs sie aus zwei bis dahin vernachlässigten Quellen, der Geschichtswissenschaft und der Anthropologie. Bloch, ein außerordentlich gebildeter Mensch, der mehrere Sprachen beherrschte und eine persönliche Bibliothek von 40.000 Bänden besaß, wußte aus der Literatur, daß viele der angeblich pathologischen oder degenerierten Formen des Sexualverhaltens auf der Erde immer existiert hatten, sowohl unter „primitiven" als auch unter zivilisierten Völkern. Er kam daher im Laufe der Zeit zu dem Schluß, daß die medizinische Sichtweise des Sexualverhaltens zu kurz griff und durch historische und anthropologische Studien korrigiert werden mußte. Er begann „sexuelle Psychopathien" als zeitlosen, universellen Ausdruck menschlicher Existenz zu begreifen und griff schließlich in den ersten Jahren dieses Jahrhunderts den Begriff der sexuellen Degeneration in einer grundlegenden Schrift an.

Geburt und frühe Entwicklung der Sexualwissenschaft (1908 – 1933)

In seinem umfangreichen Werk *Das Sexualleben unserer Zeit* (1907) formulierte Iwan Bloch programmatisch:

> „... Verfasser (hat) ... sich theoretisch und praktisch mit den Problemen des Sexuallebens beschäftigt ..., in der Überzeugung, daß eine rein medizinische Auffassung des Geschlechtslebens, obgleich sie immer den Kern der Sexualwissenschaft bilden wird, nicht ausreiche, um den vielseitigen Beziehungen des Sexuellen zu allen Gebieten des menschlichen Lebens gerecht zu werden. Um die ganze Bedeutung der Liebe für das individuelle und soziale Leben und für die kulturelle Entwicklung des Menschen zu würdigen, muß sie eingereiht werden in die Wissenschaft vom Menschen überhaupt, in der und zu der sich alle Wissenschaften vereinen, die allgemeine Biologie, die Anthropologie und Völkerkunde, die Philosophie und Psychologie, die Medizin, die Geschichte der Literatur und diejenige der Kultur in ihrem ganzen Umfange."

Nach dieser Beschreibung der Randbedingungen konkretisiert Bloch wie folgt:

> „Soweit das einem einzelnen möglich ist, hat sich der Verfasser bemüht, diese so verschiedenen Gesichtspunkte in der Erforschung des Sexuallebens überall zu berücksichtigen, um eine *allseitige, objektive* Betrachtung der einschlägigen Probleme zu ermöglichen ... Es gibt bisher *kein einziges* umfassendes *Gesamtwerk* über das Sexualleben ... Es ist allerhöchste Zeit, daß einmal der Versuch unternommen wird, das geradezu ungeheure bisher vorliegende Material einigermaßen zu sichten und nach einheitlichen Gesichtspunkten darzustellen."

Diese neuen, „einheitlichen Gesichtspunkte" waren diejenigen des Sexualwissenschaftlers, und andere begannen bald, sie zu teilen.

Blochs neues Konzept und sein neuer Begriff wurden von Kollegen sehr bald aufgenommen, und so konnte Magnus Hirschfeld bereits ein Jahr später, im Jahre 1908, die erste sexologische Zeitschrift herausgeben, die *Zeitschrift für Sexualwissenschaft.* Durch diese wichtige Publikation wurde die Sexualwissenschaft förmlich etabliert und entwickelte sich rasch zu einem hoffnungsvollen wissenschaftlichen Unternehmen.

Die folgenden Abschnitte fassen in chronologischer Reihenfolge einige der frühen Leistungen der Sexualwissenschaft zusammen.

Zeitschriften

Hirschfelds *Zeitschrift für Sexualwissenschaft* war die erste der Sexologie als Wissenschaft gewidmete Zeitschrift. Sie war ursprünglich als Monatsschrift geplant, erschien jedoch nur während eines Jahres (1908) in 12 Ausgaben und wurde dann mit einer weniger spezialisierten Zeitschrift vereinigt, die der junge Max Marcuse herausgab. Als historisches Dokument ist diesere erste Versuch dennoch von erheblichem Interesse und vermittelt eine Vielzahl wichtiger Einblicke. Die Ziele dieser ersten Zeitschrift waren zurecht weit gesteckt: Die erste Ausgabe enthielt einen Aufsatz von Sigmund Freud über „Hysterische Phantasie und ihre Beziehung zur Bisexualität", die folgenden Ausgaben enthielten Originalarbeiten von Adler, Abraham, Stekel und Sadger. Psychoanalyse wurde so von vorn herein zum legitimen Bestandteil sexualwissenschaftlicher Bemühungen erklärt. Hirschfeld verfolgte als Herausgeber allerdings noch weit ergeizigere Ziele: Er reiste nach Italien und erhielt persönlich von den „großen alten Männern" Mantegazza und Lombroso Aufsätze. Das besondere Interesse des letzteren für Fragen der Gutachtertätigkeit vor Gericht wurde von Hirschfeld geteilt, der seinerseits als Gutachter in einigen der meistbeachteten „Sexualprozesse" seiner Zeit auftrat. Zusätzlich enthielt die Zeitschrift Aufsätze zu historischen, philologischen, pädagogischen, biologischen, medizinischen und ethnologischen Themen.

In diesem Zusammenhang ist erwähnenswert, daß der große Wiener Ethnologe Friedrich Salomon Krauss (gemeinsam mit dem Leipziger Arzt Hermann Rohleder) Mitherausgeber der Zeitschrift und einer derjenigen Wissenschaftler war, die Erhebliches dazu beitrugen, daß das Konzept der Sexualforschung erweitert wurde. Seine vielen Veröffentlichungen, besonders aber auch seine Zeitschrift *Anthropophyteia,* verdienen seitens der Sexualwissenschaft wesentlich mehr Beachtung als ihnen heute zuteil wird.

Erst im Jahre 1914, am Vorabend des Ersten Weltkrieges, unternahmen Iwan Bloch und der „Nestor der deutschen Sexualwissenschaft", Albert Eulenburg, einen zweiten Versuch der Gründung einer wissenschaftlichen Zeitschrift mit einer *Zeitschrift für Sexualwissenschaft,* dem offiziellen Organ der neugegründeten „Medizinischen Gesellschaft für Sexualwissenschaft und Eugenik" in Berlin. Nach dem Tode Eulenburgs und Blochs wurde diese Zeitschrift ebenfalls von Max Marcuse herausgegeben und bestand bis 1932. Im Jahr darauf floh Marcuse nach Palästina und wurde später israelischer Staatsbürger.

Die historische Bedeutung dieser großartigen Zeitschrift kann kaum überschätzt werden, veröffentlichten doch in ihr die wichtigsten Vertreter der Sexualwissenschaft dieser Zeit ihre Forschungsarbeiten.

Gesellschaften

Die *Ärztliche Gesellschaft für Sexualwissenschaft und Eugenik* wurde am 21. Februar 1913 in Berlin von Bloch, Hirschfeld, und einigen weiteren Ärzten gegründet. Sie war die erste sexualwissenschaftliche Gesellschaft und übte durch ihre oben erwähnte Zeitschrift bald einen erheblichen Einfluß im In- und Ausland aus. Sie hatte 15 Gründungsmitglieder, zählte jedoch bereits nach einem Jahr über 100 Mitglieder. Die Gesellschaft, die auch nicht-medizinischen Akademikern offenstand, hielt monatliche Versammlungen von meist mehr als zwei Stunden Dauer ab, auf denen Referate gehalten und diskutiert wurden. Sigmund Freud erklärte von Wien aus, diese Gesellschaft sei eigens gegründet worden, um den falschen Anschauungen von Wilhelm Fliess ein Forum zu bieten, aber dies war ein vorschnelles und falsches Urteil. Obwohl Fliess tatsächlich ein aktives Mitglied der Vereinigung war, hatten doch die übrigen Mitglieder viel zu starke Persönlichkeiten, um sich von einer einzelnen Ansicht dominieren zu lassen.

Es ist bemerkenswert, daß nur wenige Monate nach der ersten sexualwissenschaftlichen Gesellschaft in Berlin eine zweite gegründet wurde, die *Internationale Gesellschaft für Sexualforschung*. Diese konkurrierende Gruppe entwickelte sich unter der Führung von Albert Moll zu einer einflußreichen Größe. Sie veranstaltete internationale Kongresse und übernahm, Ironie der Geschichte, die *Zeitschrift für Sexualwissenschaft* unter der Herausgeberschaft von Max Marcuse.

Bücher

Es ist im vorliegenden Zusammenhang nicht möglich, einen hinreichenden Überblick über die reiche frühe sexualwissenschaftliche Literatur zu geben. Sie beginnt natürlich bereits früh im 19. Jahrhundert, wo eine große Zahl grundlegender Arbeiten verfaßt wurde. Selbst wenn man jedoch nur das erste Drittel unseres Jahrhunderts betrachtet, bis zum Machtantritt Hitlers, gibt es so viele großartige, oft zu Unrecht vergessene sexualwissenschaftliche Werke, daß hier nur ein ganz skizzenhafter Überblick gegeben werden kann.

Die wichtigsten Autoren waren wiederum Bloch, Moll, Hirschfeld und Max Marcuse. Von diesen wurde möglicherweise Iwan Bloch, der „Vater der Sexualwissenschaft", am wenigsten verstanden. Neben seinen medizinischen, historischen und ethnologischen Studien und seinem bereits erwähnten Buch *Das Sexualleben unserer Zeit* (1907), wagte Bloch erstmals den Versuch eines umfassenden sexualwissenschaftlichen Standardwerkes. Das ehrgeizige Vorhaben unter dem Titel *Handbuch der Sexualwissenschaft in Einzeldarstellungen* blieb jedoch ein Fragment, dessen Fertigstellung der Ausbruch des Ersten Weltkrieges und Blochs früher Tod verhinderten. Es erschienen jedoch drei Bände: Blochs eigenes Werk *Die Prostitution* (2 Bände, 1912 und 1925) und Hirschfelds *Die Homosexualität des Mannes und des Weibes* (1914). Die letztgenannte Studie, die auf der persönlichen Kenntnis von über 10.000 Menschen beruhte, wurde zurecht als das gründlichste Buch zu diesem Thema gelobt, als „Enzyklopädie der Homosexualität", deren historische Einleitung nach wie vor unübertroffen ist und die alleine einen Neudruck rechtfertigen würde. Die größte Beachtung verdient jedoch Blochs unvollendetes Werk. Er betrachtete Prostitution als das zentrale Problem der Sexualwissenschaft, weil sich in ihr die biologischen und kulturellen Aspekte der Sexualität besonders deutlich und bemerkenswert treffen. Wenn je ein Autor diesem Thema hätte gerecht werden können, dann eben Bloch. In seinen Händen hätte Wilhelm von Humboldts aufgegebener Plan, eine „Geschichte der Hurerei" (1778) als eine „Geschichte der Abhängigkeit im Menschengeschlechte" zu schreiben, erfolgreich sein können. Die Tatsache, daß Bloch sein Werk nicht vollenden konnte, war daher ein schwerer Schlag für unser Fachgebiet. Wir können heute nur Grundlinien, die erstaunliche Gelehrsamkeit des vollendeten Teils der historischen Einleitung bewundern. Nichts Vergleichbares wurde seitdem erneut versucht.

Albert Moll hatte bereits vor der Jahrhundertwende die ersten großen Einzeldarstellungen verfaßt: über Homosexualität (*Die conträre Sexualempfindung,* 1891) und über den Sexualtrieb (*Untersuchungen über die Libido Sexualis,* 1897). Das letztere Buch hatte einen starken, nie ganz anerkannten Einfluß auf Freud, besonders weil es von der Existenz kindlicher Sexualität ausging. Moll schrieb 1909 auch die erste umfassende Studie zu diesem Thema: *Das Sexualleben des Kindes.* 1911 gab er schließlich das erste sexualwissenschaftliche Handbuch heraus, das *Handbuch der Sexualwissenschaft.* Dieses Buch wurde 1926 erweitert und aktualisiert. Die zwei beeindruckenden, reich bebilderten Bände dieser Ausgabe waren ein Meilenstein der Sexualforschung. Sie alleine hätten als akademische Rechtfertigung des Fachgebietes ausgereicht. Ein weiterer wesentlicher Fortschritt war das *Handwörterbuch der Sexualwissenschaft* (1923), herausgegeben von Max Marcuse. Es enthielt längere Aufsätze anerkannter Autoren zu allen Aspekten der Sexualwissenschaft. Die Artikel zu psychoanalytischen Themen stammen von Sigmund Freud selbst, der so förmlich wieder eine Beziehung zur Sexualwissenschaft knüpfte.

Der produktivste sexualwissenschaftliche Autor war jedoch Magnus Hirschfeld. Vor seiner großartigen Studie über die Homosexualität hatte er bereits ein anderes klassisches Buch über Transvestismus geschrieben, eine Bezeichnung, die er selbst prägte (*Die Transvestiten*, 1910). Seine Stellung als wichtigster Vertreter der Sexualwissenschaft verdankt er jedoch den zwei großen Werken seiner späten Lebensjahre: einem Lehrbuch in drei Bänden, *Sexualpathologie* (1915–1920), und seinem sexualwissenschaftlichen Testament, der Summe von dreißig Jahren Forschung und Erfahrung, einem großen Standardwerk in fünf Bänden unter dem Titel *Geschlechtskunde* (1926–1930).

Filme

Ein weiteres Tätigkeitsfeld der Sexualwissenschaft, das in Erinnerung gehalten werden sollte, war die Produktion von Filmen. Iwan Bloch beteiligte sich bereits vor Ende des Ersten Weltkrieges als wissenschaftlicher Berater an einem dramatischen Film über das Problem der Syphilis: *Es werde Licht* (1916–1918). Der Regisseur war Richard Oswald, der später in Berlin und Hollywood auch erfolgreich in nicht-sexualwissenschaftlichen Filmen Regie führte. Oswald produzierte darüber hinaus mehrere Filme in enger Kooperation mit Magnus Hirschfeld, von denen der bekannteste wohl *Anders als die Andern* ist, ein Plädoyer für die Straffreiheit homosexuellen Verhaltens. In diesem Film tritt Conrad Veidt, der später den Nazi-Offizier in „Casablanca" mit Humphrey Bogart spielte, als homosexueller Geiger auf, der erpreßt wird und sich das Leben nimmt. Es war dies der erste Film für ein breiteres Publikum, der sich mit Homosexualität beschäftigte, und wenigstens Teile von ihm werden in verschiedenen Filmarchiven aufbewahrt. Wie viele weitere Filme, die unter Beteiligung von Hirschfeld entstanden, heute noch existieren, ist nicht bekannt. Hirschfeld selbst nennt in seinem letzten Veröffentlichungsverzeichnis fünf Filme.

Ein weiterer wichtiger Beitrag war der *Steinach-Film* (1923), der mit österreichischer Unterstützung in den Berliner UFA-Studios produziert wurde. Er stellt einem breiten Publikum nach Art eines Dokumentarfilms die endokrinologischen Studien von Eugen Steinach vor. Dieser abendfüllende sexualwissenschaftliche Film wurde auch für kurze Zeit bei der New Yorker Medizinischen Gesellschaft gezeigt, er fand jedoch keinen amerikanischen Verleih.

Institut

Im Jahre 1919 konnte sich Hirschfeld sein ehrgeizigstes Ziel erfüllen und das erste *Institut für Sexualwissenschaft* der Welt gründen. Es war in einem der besten Wohnbezirke Berlins gelegen (im früheren Sitz des Prinzen Hatzfeld, des deutschen Botschafters in Frankreich), hatte die Struktur einer Stiftung, die der Regierung übergeben und von dieser angenommen wurde. Das Institut wurde zum vielbeachteten Forschungs- und Therapie-Zentrum und fand bald weltweite Anerkennug.

Entsprechend dem interdisziplinären Ansatz seines Gründers widmete sich das Institut vor allem vier Forschungsgebieten: Sexueller Biologie, sexueller Pathologie (Medizin), sexueller Soziologie und sexueller Ethnologie. Die Bibliothek umfaßte mehr als 20.000 Bände, 35.000 Photographien, eine große Anzahl von Gegenständen und Kunstwerken. Zusätzlich waren etwa 40.000 Lebensberichte und biographische Briefe archiviert. Der Mitarbeiterstab bestand aus Hirschfeld selbst, einem Bibliothekar, vier Sekretärinnen und verschiedenen Assistenten. Unter den vielen Aktivitäten des Instituts sind drei Arbeitsbereiche besonders erwähnenswert: 1. eine große Beratungspraxis für Eheschließende, 2. regelmäßige öffentliche Diskussionsveranstaltungen zu sexualwissenschaftlichen Themen und 3. ein gerichtsmedizinischer Dienst für gutachterliche Stellungnahmen, vor allem in Strafprozessen. Auf all diesen Gebieten bildete Hirschfeld auch junge Wissenschaftler aus, so unter anderen den Gynäkologen Ludwig Levy-Lenz und Josef Hynie, einen späteren Professor für Sexualwissenschaft in Prag. Das Institut wurde daneben von vielen Gästen aus dem Inund Ausland besucht, von Margaret Sanger und Harry Benjamin bis zu Jawaharlal Nehru, André

Gide und dem jungen Christopher Isherwood. Das Institut war so nicht nur ein wichtiger Ort kulturellen Austauschs für die Stadt Berlin, sondern für das ganze Land und die Welt.

Am 6. Mai 1933 jedoch, nur wenig mehr als drei Monate nach der Machtergreifung Hitlers, wurde das Institut von Nationalsozialisten geplündert, die Bibliothek und viele Materialien öffentlich verbrannt. Dieser frühe Angriff auf die Sexualwissenschaft führte später zu verschiedenen Vermutungen über die möglichen Motive. Antisemitismus war sicherlich ein wesentlicher Beweggrund, Levy-Lenz jedoch, der damals zu den Mitarbeitern des Instituts zählte, führt dieses offiziell geduldete Vandalentum auf die Tatsache zurück, daß viele prominente Nationalsozialisten zu den Patienten des Instituts gezählt hatten und das Institut also über die Parteiführung „zu viel wußte".

Kongresse

Die Veranstaltung einer Reihe großer Internationaler Kongresse ist ein weiteres Vermächtnis der frühen sexualwissenschaftlichen Bewegung, dessen wir uns mit Stolz erinnern können. Auch hier war Hirschfeld wegweisend. Er organisierte im Jahre 1921, zwei Jahre nach Eröffnung seines Instituts, den ersten sexualwissenschaftlichen Kongreß, die *1. Internationale Tagung für Sexualreform auf sexualwissenschaftlicher Grundlage* in Berlin. Es war dies einer der ersten internationalen Kongresse überhaupt nach dem Ersten Weltkrieg in Deutschland, und dem unermüdlichen Hirschfeld war es gelungen, ein Organisationskomitee zusammenzurufen, dem Wissenschaftler von Tokio und Peking bis Moskau, Kopenhagen, London, Rom und San Francisco angehörten.

Der sechs Tage dauernde Kongreß behandelte 38 Referate aus vier Bereichen: 1. Sexuelle Endokrinologie, 2. Sexualität und Gesetz, 3. Geburtenkontrolle und 4. Sexualerziehung. Er schloß mit einem Aufruf zu gesetzlichen und sozialen Reformen, einem Ziel, das breit unterstützt wurde, das aber seitens der wissenschaftlichen Öffentlichkeit auch heftig kritisiert wurde. Albert Moll beispielsweise, Hirschfelds sexualwissenschaftlicher Kollege und Rivale, verurteilte den Kongreß als pure „Propaganda" und organisierte fünf Jahre später den ersten „rein wissenschaftlichen" *Internationalen Kongreß für Sexualforschung,* ebenfalls in Berlin (1926). Er behandelte im großen und ganzen die gleichen Themen wie Hirschfelds frühere Tagung, bot aber nahezu dreimal so viele Redebeiträge. Unter den Rednern waren Harry Benjamin, Eugen Steinach, Norman Haire und Bronislaw Malinowski. Diesem Kongreß folgte ein zweiter und letzter Kongreß in London, der wenig Höhepunkte bot, wenngleich Ernest Jones ein Referat über Psychoanalyse hielt.

Hirschfeld, ein Mann von großer Tatkraft und Energie, organisierte vier weitere internationale Kongresse in Kopenhagen (1928), London (1929), Wien (1930) und Brünn (1932). Der Kongreß in Kopenhagen führte zur Gründung der *Weltliga für Sexualreform,* deren erste Präsidenten Hirschfeld, Auguste Forel und Havelock Ellis waren. Diese Organisation trat als Veranstalter und Förderer der folgenden Kongresse auf, deren Redner zu den beeindruckendsten Persönlichkeiten der damaligen Zeit zählten: J. H. Leunbach, Norman Haire, Max Hodann, Kurt Hiller, Helene Stöcker, Vera Brittain, Marie Stopes, Ernst Gräfenberg, Harry Benjamin, Elise Ottesen-Jensen, Bertrand Russell, George Bernard Shaw, Ernst Toller, Wilhelm Reich, Friedrich S. Krauss und Benjamin B. Lindsey. Merkwürdigerweise wurden jedoch nach der Machtergreifung der Nationalsozialisten in Deutschland auch andere Länder immer zurückhaltender gegenüber offenen Diskussionen über Sexualreform. Es konnten keine Kongresse mehr abgehalten werden, und die Liga löste sich nach dem Tode Hirschfelds auf.

Wir haben in dieser kurzen Übersicht mit Bedacht alle Beiträge der Psychoanalyse unerwähnt gelassen, da Freud und seine Schüler glücklicherweise die verdiente wissenschaftliche und öffentliche Anerkennung gefunden und behalten haben. Dies gilt – wenngleich in geringerem Ausmaß – auch für Wilhelm Reich, dessen Arbeiten zumindest teilweise heute wieder gewürdigt werden. Ihr Platz in der Geschichte erscheint jedenfalls gesichert. Wir hoffen jedoch, deutlich gemacht zu haben, daß die Erforschung der Sexualität im ersten Drittel unseres Jahrhunderts wesentlich mehr umfaßte als nur Psychoanalyse, und daß, soweit die Sexualwissenschaft im engeren Sinn betroffen ist, Freud nur als Randfigur in Erscheinung trat.

Leider erlaubt diese kurze Würdigung keine ausführlichere Erörterung dieses Themas. Wir wollen jedoch betonen, daß eine Ehrung unserer zu Unrecht vergessenen Pioniere der Sexualwissenschaft mehr ist als ein bloßer Akt der Pietät oder intellektuellen Wiedergutmachung. Sie ist vielmehr ein unabdingbarer erster Schritt zur Schärfung unseres eigenen Selbstverständnisses. Wenn wir nicht die Vergangenheit zurückgewinnen, die man uns gestohlen hat, werden wir Sexualwissenschaftler kaum die wissenschaftliche Zukunft haben können, die man uns anderenfalls nicht vorenthalten kann.

Dabei sei betont, daß die Wiederentdeckung unserer Wurzeln auch impliziert, daß wir den gesamten wissenschaftlichen, kulturellen, sozialen und politischen Zusammenhang neu begreifen, mit dem sie untrennbar verbunden sind. Schließlich war das Wien von Friedrich S. Krauss, Sigmund Freud, Eugen Steinach und Wilhelm Reich auch das Wien von Mahler, Schönberg, Klimt, Schiele, Loos, Weininger, Wittgenstein, Schnitzler, Hofmannsthal, Karl Krauss und des jungen, arbeitslosen Adolf Hitler.

Berlin wandelte sich zu Lebzeiten Hirschfelds von einer ruhigen, fast dörflichen preußischen Stadt zur großen Hauptstadt des Deutschen Reichs und hektischen Metropole. Er selbst, wie auch Eulenburg, Bloch, Moll und Max Marcuse erlebten die unglaublichsten wissenschaftlichen Entdeckungen, technischen Neuerungen, kulturellen Durchbrüche, sozialen Revolutionen und politischen Veränderungen unmittelbar. Berlin war die Stadt von Bismarck und Bebel, Rosa Luxemburg und Walter Rathenau, Fontane und Döblin, Menzel und Liebermann, Zille und Grosz, Max Reinhardt, Brecht, Weill und Piscator, der großen Filmgesellschaften und der kleinen Kabarets; es war Kaiser Wilhelms Residenz und das Herz der „Kultur von Weimar". All dies hatte auf unsere Vorkämpfer einen nachhaltigen Einfluß. Es bildete das Klima, in dem Sexualwissenschaft entstehen und wachsen konnte.

Die Sexualwissenschaft nach dem Zweiten Weltkrieg

Nach dem Zweiten Weltkrieg erlebte die Sexualwissenschaft in den Vereinigten Staaten dank der Anstrengungen von Alfred C. Kinsey eine Renaissance. Seine Ausbildung und Erfahrung als Zoologe prädestinierten ihn für das Projekt einer breiten empirischen Erhebung über das aktuelle Sexualverhalten der Bevölkerung der USA. In zwei umfangreichen Studien, den sogenannten Kinsey-Reports (*Sexual Behavior in the Human Male,* 1948 und *Sexual Behavior in the Human Female,* 1953; deutsche Ausgaben unter den Titeln „Das sexuelle Verhalten des Mannes", 1964 und „Das sexuelle Verhalten der Frau", 1963), lieferten Kinsey und seine Mitarbeiter einen bedeutsamen nicht-medizinischen Beitrag zur Sexualforschung. Man konnte diese Studien zurecht „sexualwissenschaftlich" im Sinne Blochs nennen, denn sie waren ein Ergebnis interdisziplinärer Zusammenarbeit; wie Kinsey selbst in der „Historischen Einleitung" des ersten Bandes ausführt:

> *„Während der neun Jahre der laufenden Untersuchung waren viele Stunden der Beratung mit Spezialisten, die nicht unserem Arbeitsstab angehören, gewidmet, besonders mit Wissenschaftlern aus folgenden Gebieten: Anatomie, Anstaltsverwaltung, Anthropologie, Astronomie (statistische), Biologie, Eheberatung, Endokrinologie, Entwicklungsgeschichte, Frauenheilkunde, Fürsorge, Geburtshilfe, Geschlechtskrankheiten, Öffentliche Gesundheitspflege, Kindliche Entwicklungslehre, Medizin (verschiedene Zweige), Meinungsbefragung, Militärwesen, Neurologie, Allgemeine Physiologie, Menschliche Physiologie, Psychatrie, Psychoanalyse, Allgemeine Psychologie, experimentelle Psychologie, Klinische Psychologie, Sexualerziehung, Soziologie, Statistik, Strafgesetzkunde, Strafrecht, Strafvollzug, Tierisches Verhalten, Urologie."*

Kinsey erklärte weiter, daß er glaube, die zukünftige Sexualwissenschaft dürfe sich nicht auf diese vorläufige Liste von Fachrichtungen beschränken. Er legte daher einen breitgefächerten Katalog der Fachgebiete vor, die seiner Ansicht nach eine sexualwissenschaftliche Bibliothek zu umfassen hatte:

„Biologie, Psychologie, Soziologie, Anthropologie, Medizin, Eheberatung, Kindliche Entwicklung, Personalführung, Meinungsforschung, Radiosendungen, Philosophie, Ethik, Religion, Pädagogik, Geschichte, Recht, Polizei, Literatur, Kunst und Erotika".

Wie man sieht, reicht das Spektrum der Interessen Kinseys weit, und er sammelte tatsächlich mit Erfolg eine erhebliche Bibliothek und Sammlung nach den formulierten Kriterien. Infolge seines frühen Todes im Jahre 1956 und durch den Verlust früher verfügbarer finanzieller Unterstützung, mußten seine eigenen ehrgeizigen Forschungsvorhaben drastisch gekürzt werden. Das Kinsey Institute arbeitete seitdem unter der Leitung von Paul H. Gebhard an anderen Forschungsvorhaben und mit neuer finanzieller Förderung. Vor kurzem wurde die Leitung des Instituts von June M. Reinisch übernommen.

In den letzten Jahrzehnten wechselte das wissenschaftliche Interesse erneut zu medizinischen und physiologischen Fragen. Vor allem unter dem Einfluß von zwei weiteren bahnbrechenden Büchern, *Human Sexual Response* (1966; deutsche Ausgabe unter dem Titel „Die sexuelle Reaktion", 1970) und *Human Sexual Inadequacy* (1970; deutsche Ausgabe unter dem Titel „Impotenz und Anorgasmie", 1973) von William H. Masters und Virginia Johnson, richteten Forscher ihr hauptsächliches Augenmerk auf die Behandlung sexueller Störungen einzelner Menschen (oder höchstens eines Paares). Im Ergebnis gerieten die sozialen und historischen Dimensionen der Sexualität weitgehend in Vergessenheit.

Sexualwissenschaft wird daher in der Öffentlichkeit häufig mit „Sexualtherapie" gleichgesetzt, einem medizinischen, paramedizinischen oder pseudomedizinischen Unternehmen. Dieser Eindruck ist natürlich falsch, sowohl bezogen auf Sexualwissenschaft als auch bezogen auf Sexualtherapie. Schließlich beruht letztere ganz weitgehend nicht mehr auf einem medizinischen Modell, sondern auf einem lerntheoretischen Modell menschlichen Verhaltens. Viele Sexualtherapeuten sind daher heute keine Ärzte mehr; die Menschen die sie behandeln, sind nicht mehr Patienten, sondern Klienten. Es gibt aber dennoch starke Tendenzen seitens vieler Therapeuten und Forscher, sich auf das Ansehen des medizinischen Establishments zu stützen, die Sexualwissenschaft aufs Neue den medizinischen Fakultäten anzugliedern und als ärztliche Fachrichtung zu definieren.

Diese historische Entwicklung zeigt, daß Sexualwissenschaft, richtig verstanden, nicht auf einer schmalen Basis wachsen kann. Die Untersuchung und Beeinflussung körperlicher und psychischer Reaktionen ist bestenfalls ein Nebenaspekt der Sexualwissenschaft. Die heilige Aura der „Therapie" sollte uns gegenüber blinder, ahistorischer Spezialisierung nicht blind machen. Sondern wir müssen begreifen, daß der Vorrang einer rein medizinischen Sexualwissenschaft einen Rückfall in das 19. Jahrhundert bedeutete, unbeschadet irgendwelcher technischen Raffinessen. Wir erliegen einer Selbsttäuschung, wenn wir von der geistlosen Anhäufung von noch mehr „Daten" und von immer feineren therapeutischen Techniken einen wesentlichen Fortschritt zum besseren Verständnis der menschlichen Sexualität erwarten. Stattdessen muß die Erforschung der Sexualität von Neuem im kritischen Bewußtsein ihres eigenen Ursprungs und ihrer eigenen historischen Rolle geschehen. Schließlich sind „die menschliche Sexualität", „das Sexualverhalten" oder ähnliche Konstrukte, die heute „Forschungsgegenstand" der Sexualwissenschaft sind, keine klar definierten Wesenseinheiten, die man anfassen, wiegen oder messen kann. Sondern sie sind Konzepte, die im Verlauf eines noch andauernden breiten historischen Prozesses entwickelt wurden. Alle Schlagwörter, Lehrsätze, Ausdrücke und Konzepte der heutigen Sexualwissenschaft waren den Autoren der Vergangenheit unbekannt. „Sexualität", „Homosexualität", „Sexualverhalten", „Sexualtrieb", „sexuelle Reaktion", „sexuelle Funktionsstörung": keiner dieser Begriffe findet sich in der Bibel, bei Homer, Aristoteles, Dante, Shakespeare, Voltaire oder Goethe. Selbst heute bleibt der eigentliche Bedeutungsgehalt dieser Begriffe unklar, insofern als ihre historische Herkunft nicht hinterfragt wird. Dies wird unmittelbar deutlich, wenn man in Lexika, Wörterbüchern oder Lehrbüchern nach ihrer Definition sucht. Gängige Definitionen sind entweder Tautologien, oder sie beziehen sich auf ein ganzes System nicht hinterfragter, aber ganz unbelegter Grundannahmen. Diese Grundannahmen sind ihrerseits nur auf Grundlage historischer Analyse verständlich. Kurz gesagt ist also die Erforschung der Sexualität vor allem eine Erforschung von Ideen und, wie sich oft erweist, die Erforschung dummer Ideen. Sexualwissenschaft ist daher vor allem Ideologiekritik, kritische Auseinandersetzung mit Ideologien.

Glücklicherweise gibt es heute Gegenkräfte, die das gegenwärtige Ungleichgewicht in der Sexualwissenschaft zu korrigieren suchen und die versuchen, die Sexualwissenschaft erneut auf ihre lange und ehrwürdige Tradition zurückzuführen.

Wichtige und bedeutungsvolle Verbindung zur Vergangenheit war die erneute Veranstaltung von *Sexualwissenschaftlichen Weltkongressen* in Paris (1974), Montréal (1976), Rom (1978), Mexico City (1979), Jerusalem (1981) und Washington (1983). Diese Kongresse haben die Arbeit erneut aufgegriffen, die Hirschfeld und Moll einst begannen. Verschiedene europäische Universitäten (Prag, Hamburg, Frankfurt, Kiel und Löwen/Belgien) verfügen heute über sexualwissenschaftliche Institute, in den Vereinigten Staaten gibt es eine große Zahl außeruniversitärer und universitärer sexualwissenschaftlicher Ausbildungsprogramme. In San Francisco gibt es ein sexualwissenschaftliches Fachinstitut, das *Institute for Advanced Study of Human Sexuality,* das sogar einen akademischen Abschluß in Sexualwissenschaft ermöglicht.

Dennoch ist das Ziel, das Ellis, Freud, Bloch, Hirschfeld, Moll, Marcuse und die anderen Pioniere der Sexualwissenschaft vor Augen hatten, noch nirgends auch nur annähernd erreicht. Mit dem Fortschritt der Sexualforschung entstehen durch die Vielfältigkeit der Ziele und der angewandten Methoden in einer Vielzahl verschiedener Wissenschaftsdisziplinen Probleme der Herstellung von Bezügen und der Beurteilung des Erarbeiteten. Es droht daher immer der Verlust einer gemeinsamen Perspektive. Mit anderen Worten, Blochs sexualwissenschaftliche „einheitlichen Gesichtspunkte" sind wichtiger denn je zuvor.

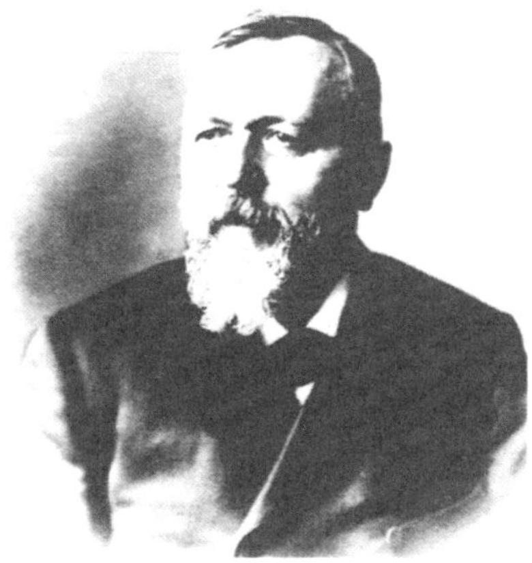

1.

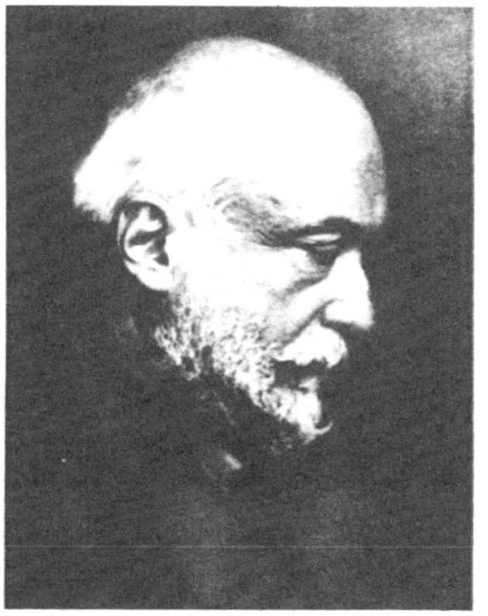

3.

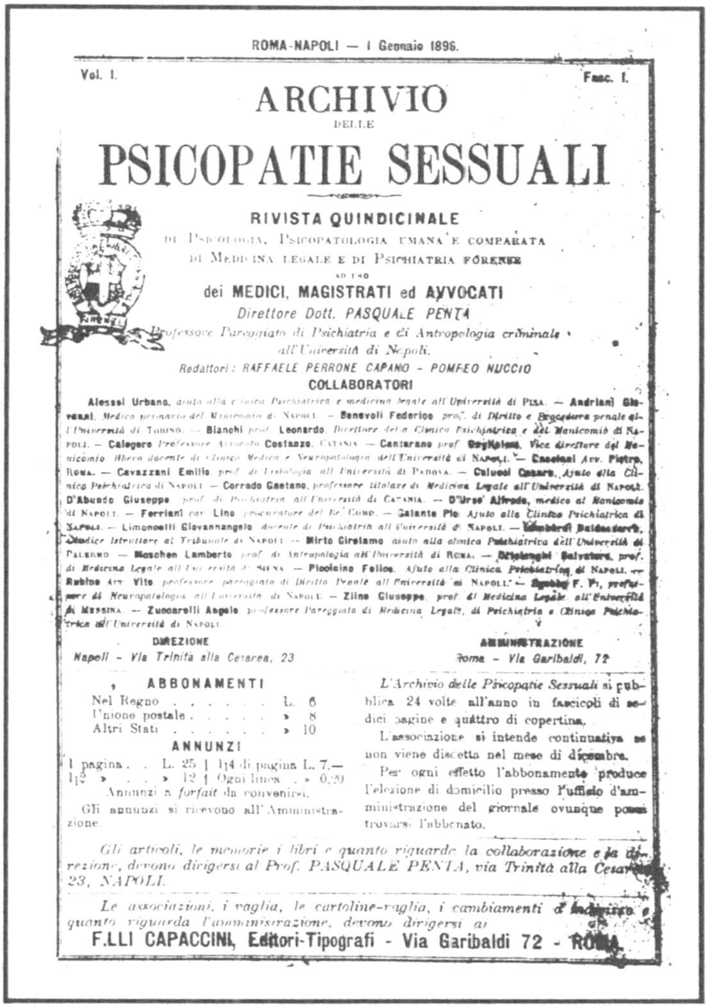

ROMA-NAPOLI — 1 Gennaio 1896.

Vol. I. Fasc. I.

ARCHIVIO DELLE PSICOPATIE SESSUALI

RIVISTA QUINDICINALE

DI PSICOLOGIA, PSICOPATOLOGIA UMANA E COMPARATA DI MEDICINA LEGALE E DI PSICHIATRIA FORENSE

AD USO dei MEDICI, MAGISTRATI ed AVVOCATI

Direttore Dott. PASQUALE PENTA

Professore Pareggiato di Psichiatria e di Antropologia criminale all'Università di Napoli.

Redattori: RAFFAELE PERRONE CAPANO - POMPEO NUCCIO

COLLABORATORI

Alessi Urbano, aiuto alla clinica Psichiatrica e medicina legale all'Università di Pisa. — Andriani Giovanni, Medico primario del Manicomio di Napoli. — Benevoli Federico prof. di Diritto e Procedura penale all'Università di Torino. — Bianchi prof. Leonardo, Direttore della Clinica Psichiatrica e del Manicomio di Napoli. — Calegero Professore Avvocato Costanzo, Catania. — Cantarano prof. [illegible], Vice direttore del Manicomio, libero docente di Clinica Medica e Neuropatologia dell'Università di Napoli. — Cacciani Avv. Pietro, Roma. — Cavazzani Emilio, prof. di Fisiologia all'Università di Padova. — Colucci Cesare, Ajuto alla Clinica Psichiatrica di Napoli. — Corrado Gaetano, professore titolare di Medicina Legale all'Università di Napoli. D'Abundo Giuseppe prof. di Psichiatria all'Università di Catania. — D'Urso Alfredo, medico al Manicomio di Napoli. — Ferriani cav. Lino procuratore del Re, Como. — Galante Pio Ajuto alla Clinica Psichiatrica di Napoli. — Limoncelli Giovannangelo docente di Psichiatria all'Università di Napoli. — [illegible] Baldassarre, Giudice istruttore al Tribunale di Napoli. — Mirto Girolamo aiuto alla clinica Psichiatrica dell'Università di Palermo. — Moschen Lamberto prof. di Antropologia all'Università di Roma. — Ottolenghi Salvatore, prof. di Medicina Legale all'Università di Siena. — Piccinino Felice, Ajuto alla Clinica Psichiatrica di Napoli. — Rubino Avv. Vito professore pareggiato di Diritto Penale all'Università di Napoli. — [illegible] F. P., professore di Neuropatologia all'Università di Napoli. — Ziino Giuseppe, prof. di Medicina Legale all'Università di Messina. — Zuccarelli Angelo professore Pareggiato di Medicina Legale, di Psichiatria e Clinica Psichiatrica all'Università di Napoli.

DIREZIONE
Napoli - Via Trinità alla Cesarea, 23

AMMINISTRAZIONE
Roma - Via Garibaldi, 72

ABBONAMENTI

Nel Regno	L. 6
Unione postale	» 8
Altri Stati	» 10

ANNUNZI

1 pagina	L. 25	1/4 di pagina	L. 7.—
1/2 »	» 12	Ogni linea	» 0,20

Annunzi a *forfait* da convenirsi.

Gli annunzi si ricevono all'Amministrazione.

L'Archivio delle Psicopatie Sessuali si pubblica 24 volte all'anno in fascicoli di sedici pagine e quattro di copertina.

L'associazione si intende continuativa se non viene disdetta nel mese di dicembre.

Per ogni effetto l'abbonamento produce l'elezione di domicilio presso l'ufficio d'amministrazione del giornale ovunque possa trovarsi l'abbonato.

Gli articoli, le memorie i libri e quanto riguarda la collaborazione e la direzione, devono dirigersi al Prof. PASQUALE PENTA, via Trinità alla Cesarea 23, NAPOLI.

Le associazioni, i vaglia, le cartoline-vaglia, i cambiamenti d'indirizzo e quanto riguarda l'amministrazione, devono dirigersi ai

F.LLI CAPACCINI, Editori-Tipografi - Via Garibaldi 72 - ROMA.

2.

Im 19. Jahrhundert wurden in Europa eine große Anzahl Bücher verfaßt, die der Sexualwissenschaft als eigenständiger Wissenschaftsdisziplin den Weg bereiteten. Zu den wichtigsten Vorläufern zählen:

1. **Österreich:** Richard von Krafft-Ebing und seine berühmte Sammlung von Fallstudien *Psychopathia Sexualis* (1886).

2. **Italien:** Die erste wissenschaftliche Zeitschrift, die sich ausschließlich sexuellen Fragen widmete, herausgegeben von Pasquale Penta (1896).

England: Havelock Ellis und seine erste Studie unter dem Titel *Contrary Sexual Feeling,* die zunächst jedoch auf Deutsch publiziert wurde (s. nächste Seite).

3. **Schweiz:** Auguste Forel und sein Buch *Die sexuelle Frage* (1905).

Havelock Ellis und Iwan Bloch

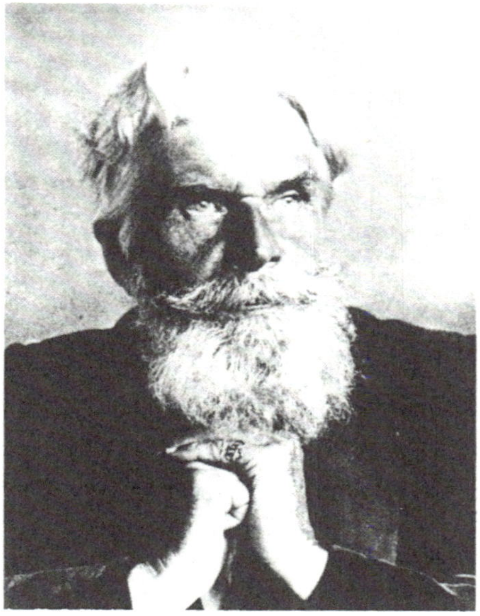

4.

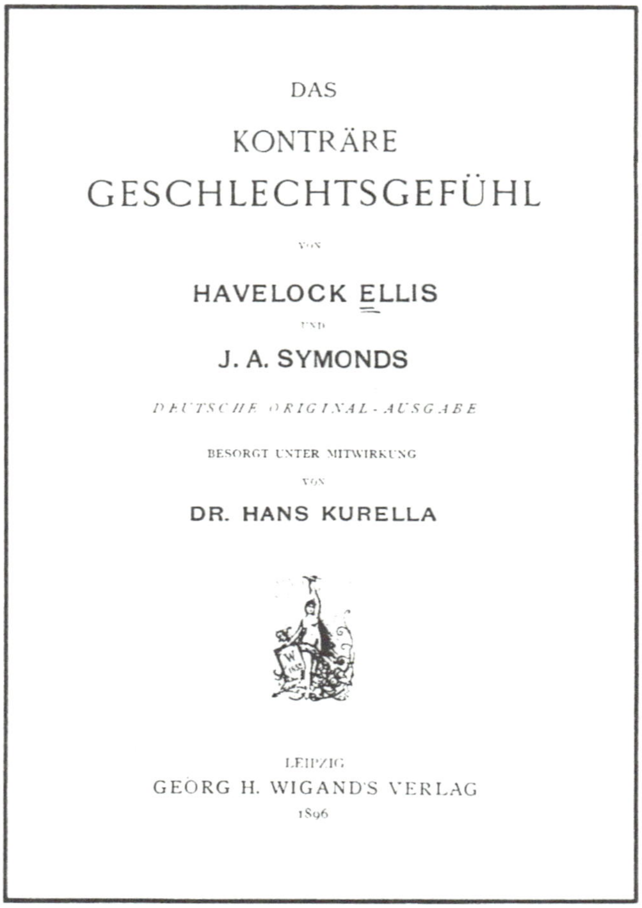

DAS

KONTRÄRE

GESCHLECHTSGEFÜHL

VON

HAVELOCK ELLIS

UND

J. A. SYMONDS

DEUTSCHE ORIGINAL-AUSGABE

BESORGT UNTER MITWIRKUNG

VON

DR. HANS KURELLA

LEIPZIG

GEORG H. WIGAND'S VERLAG

1896

5.

4, 5. Ellis' erstes Buch über ein sexualwissenschaftliches Thema *Sexual Inversion* oder *Contrary Sexual Feeling* scheiterte in England zunächst an der Zensur, aber es hatte in deutscher Übersetzung die verdiente Wirkung in Deutschland. In der Folge entstand eine enge Beziehung zwischen Ellis und Iwan Bloch und anderen deutschen Sexualwissenschaftlern.

Brief von Havelock Ellis an Iwan Bloch, 4. Dezember 1900 (Übersetzung des englischen Textes):

6. *Lieber Dr. Bloch,*
Ihr Buch ist eingetroffen und ich lese es jetzt mit großem Interesse. Soweit ich bis jetzt gelangt bin, halte ich Ihre allgemeinen Ausführungen für sehr vernünftig.

7. *Hier und da sind Sie geneigt, als typisch anzunehmen, was lediglich persönliche Exzentrik ist (wie sie in England häufig zu finden ist), aber es gibt wenig, dem ich nicht zustimmen kann. – Ich sehe mit großem Interesse der Lektüre Ihres* Marquis de Sade *entgegen.*

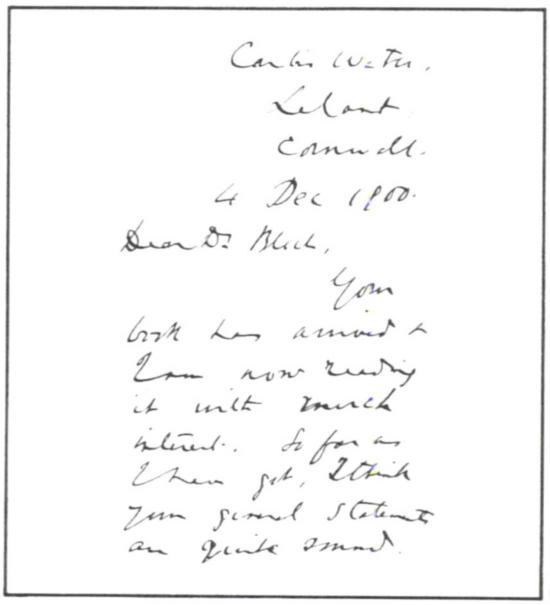

Carbis Water,
Lelant
Cornwall.
4 Dec 1900.
Dear Dr. Bloch,
Your book has arrived & I am now reading it with much interest. So far as I have got, I think your general statements are quite sound.

6.

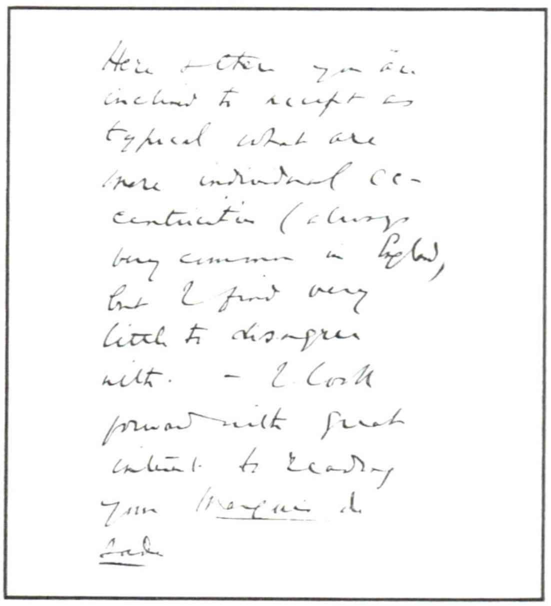

Here & there you are inclined to accept as typical what are mere individual eccentricities (always very common in England), but I find very little to disagree with. – I look forward with great interest to reading your Marquis de Sade

7.

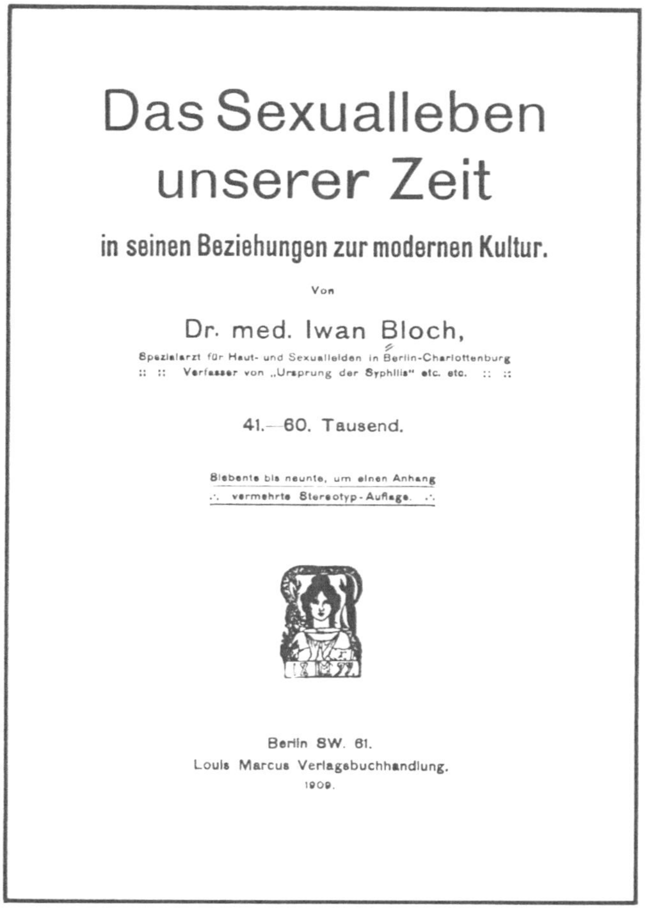

Das Sexualleben unserer Zeit

in seinen Beziehungen zur modernen Kultur.

Von

Dr. med. Iwan Bloch,

Spezialarzt für Haut- und Sexualleiden in Berlin-Charlottenburg
:: :: Verfasser von „Ursprung der Syphilis" etc. etc. :: ::

41.—60. Tausend.

Siebente bis neunte, um einen Anhang
vermehrte Stereotyp-Auflage.

Berlin SW. 61.
Louis Marcus Verlagsbuchhandlung.
1909.

11.

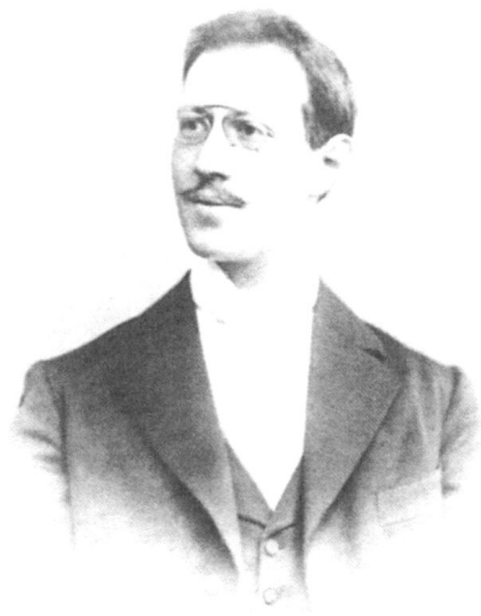

10.

10. Iwan Bloch entwickelte das Konzept der Sexualwissenschaft.

11. Blochs großartige Studie *Das Sexualleben unserer Zeit* (1907).

8. *Vielen Dank für Ihre freundlichen Anmerkungen zu meinem Buch. Ich stimme mit Ihnen überein, daß die Mehrzahl der homosexuellen Fälle lasterhaft sind (obwohl auch in diesen Fällen oft krankhafte Anteile zu finden sind), aber mich interessiert persönlich vor allem das Studium der Fälle, die nicht auf einem Laster beruhen.*

9. *Ich meine* keinesfalls, *daß Inversion harmlos sei, aber ich denke zwar, daß ein Mann, der einen Knaben schändet, gefährlich ist, ich denke jedoch auch, daß ein Mann, der ein Mädchen schändet, gefährlich ist.*

In Verbundenheit,
Ihr Havelock Ellis

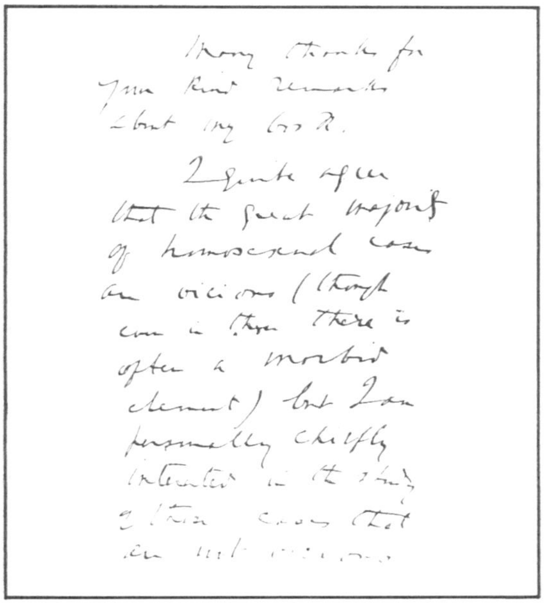

Many thanks for your kind remarks about my book.
I quite agree that the great majority of homosexual cases are vicious (though even in these there is often a morbid element) but I am personally chiefly interested in the study of those cases that are not vicious.

8.

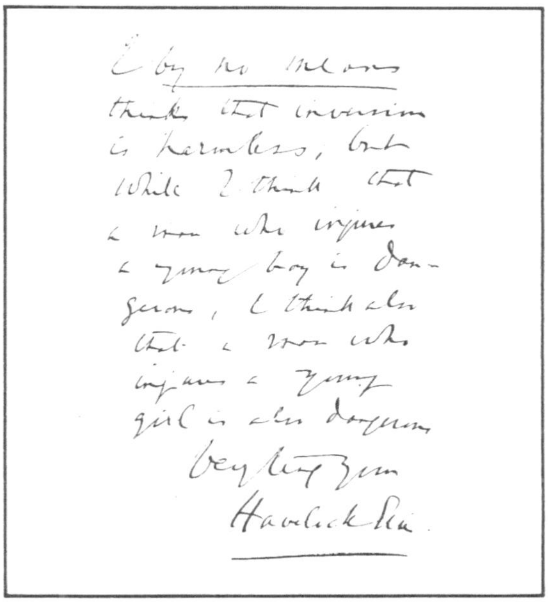

I by no means think that inversion is harmless, but while I think that a man who injures a young boy is dangerous, I think also that a man who injures a young girl is also dangerous.
Very truly yours
Havelock Ellis

9.

Die erste Zeitschrift für Sexualwissenschaft und ihre Herausgeber

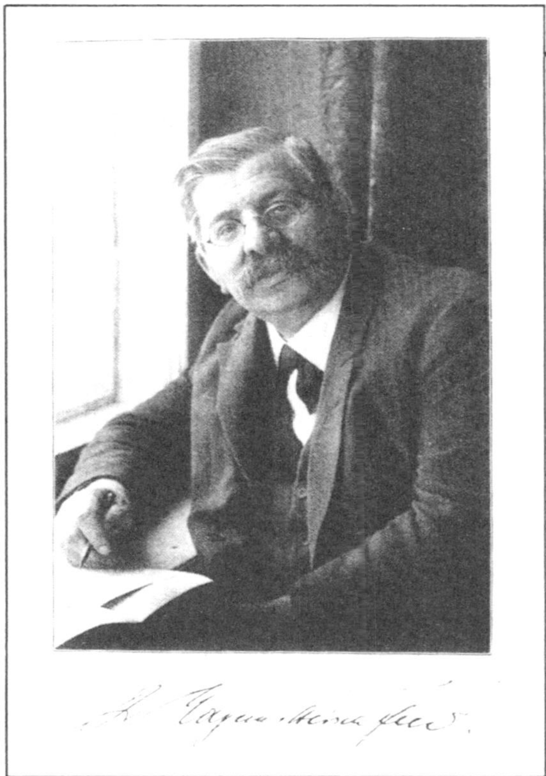

12.

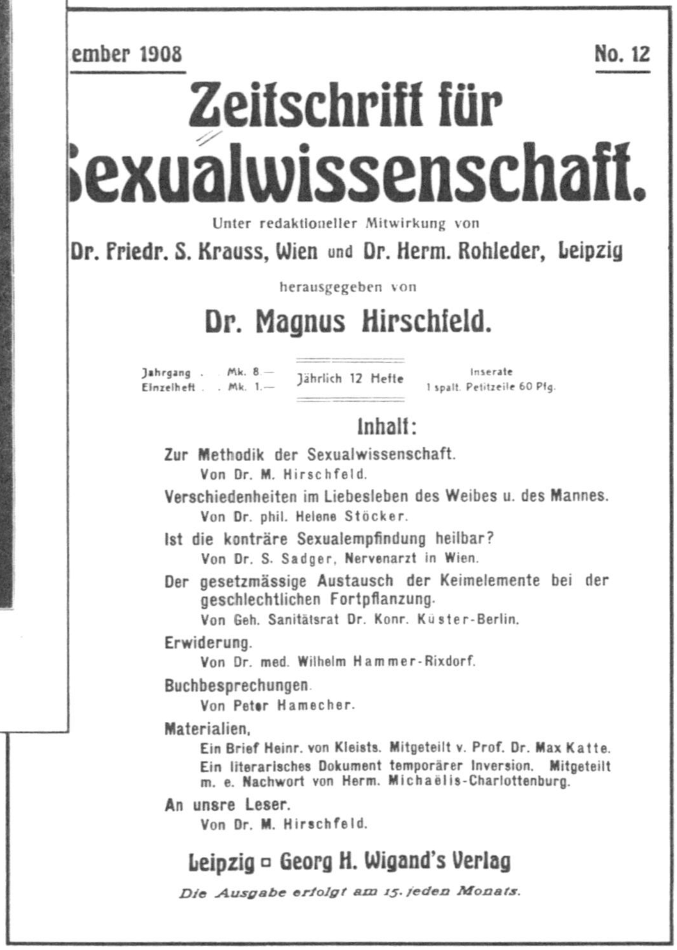

ember 1908 No. 12

Zeitschrift für Sexualwissenschaft.

Unter redaktioneller Mitwirkung von

Dr. Friedr. S. Krauss, Wien und Dr. Herm. Rohleder, Leipzig

herausgegeben von

Dr. Magnus Hirschfeld.

Jahrgang . . Mk. 8.— Einzelheft . . Mk. 1.— Jährlich 12 Hefte Inserate 1 spalt. Petitzeile 60 Pfg.

Inhalt:

Zur Methodik der Sexualwissenschaft. Von Dr. M. Hirschfeld.
Verschiedenheiten im Liebesleben des Weibes u. des Mannes. Von Dr. phil. Helene Stöcker.
Ist die konträre Sexualempfindung heilbar? Von Dr. S. Sadger, Nervenarzt in Wien.
Der gesetzmässige Austausch der Keimelemente bei der geschlechtlichen Fortpflanzung. Von Geh. Sanitätsrat Dr. Konr. Küster-Berlin.
Erwiderung. Von Dr. med. Wilhelm Hammer-Rixdorf.
Buchbesprechungen. Von Peter Hamecher.
Materialien. Ein Brief Heinr. von Kleists. Mitgeteilt v. Prof. Dr. Max Katte. Ein literarisches Dokument temporärer Inversion. Mitgeteilt m. e. Nachwort von Herm. Michaëlis-Charlottenburg.
An unsre Leser. Von Dr. M. Hirschfeld.

Leipzig ▫ Georg H. Wigand's Verlag

Die Ausgabe erfolgt am 15. jeden Monats.

12, 13. *Der Herausgeber:*
Magnus Hirschfeld gründete im Jahre 1908 die erste *Zeitschrift für Sexualwissenschaft* und gab sie als Monatsschrift heraus. Sie bestand während eines Jahres als unabhängige Publikation (12 Ausgaben) und wurde dann mit Max Marcuses Zeitschrift *Sexual-Probleme* vereinigt.

14. *Die Mitherausgeber:*
Der Wiener Ethnologe Friedrich Salomon Krauss gab auch die Zeitschrift *Anthropophyteia* heraus (zu deren Mitherausgebern Iwan Bloch, Berlin, und Franz Boas, New York, zählten).

15. Der Leipziger Arzt Hermann Rohleder, der auch „Vorlesungen über das gesamte Geschlechtsleben des Menschen" veröffentlicht hatte.

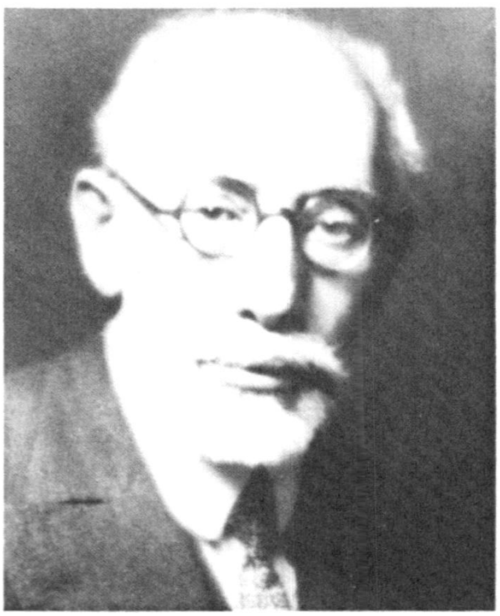

14.

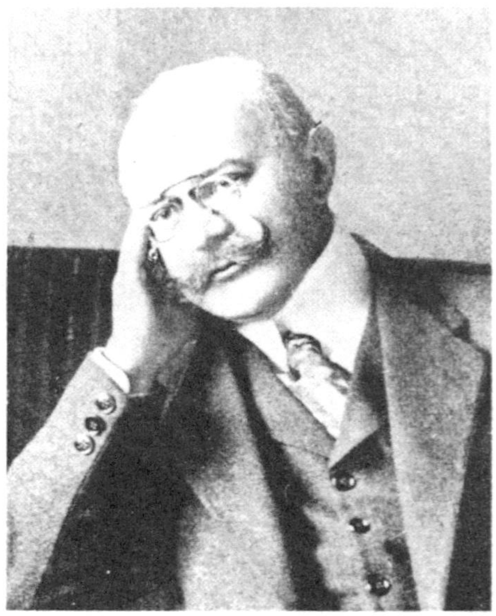

15.

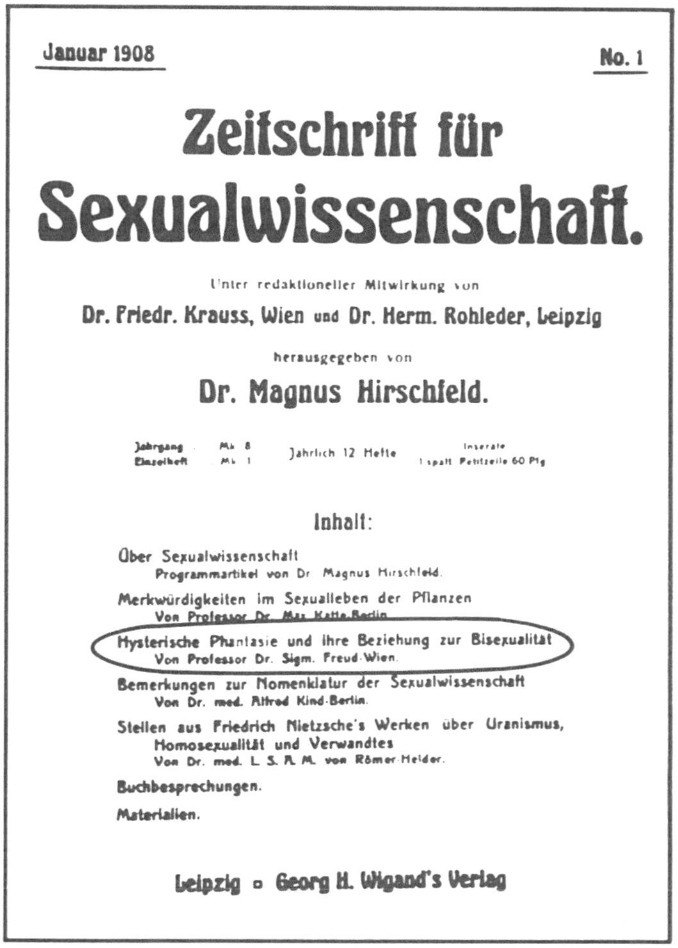

Januar 1908 No. 1

Zeitschrift für Sexualwissenschaft.

Unter redaktioneller Mitwirkung von

Dr. Friedr. Krauss, Wien und Dr. Herm. Rohleder, Leipzig

herausgegeben von

Dr. Magnus Hirschfeld.

Jahrgang Mk 8 Einzelheft Mk 1 Jährlich 12 Hefte Inserate 1 spalt Petitzeile 60 Pfg

Inhalt:

Über Sexualwissenschaft
Programmartikel von Dr. Magnus Hirschfeld.

Merkwürdigkeiten im Sexualleben der Pflanzen
Von Professor Dr. Max Katte-Berlin.

Hysterische Phantasie und ihre Beziehung zur Bisexualität
Von Professor Dr. Sigm. Freud-Wien.

Bemerkungen zur Nomenklatur der Sexualwissenschaft
Von Dr. med. Alfred Kind-Berlin.

Stellen aus Friedrich Nietzsche's Werken über Uranismus, Homosexualität und Verwandtes
Von Dr. med. L. S. A. M. von Römer-Helder.

Buchbesprechungen.

Materialien.

Leipzig ◦ Georg H. Wigand's Verlag

16.

17.

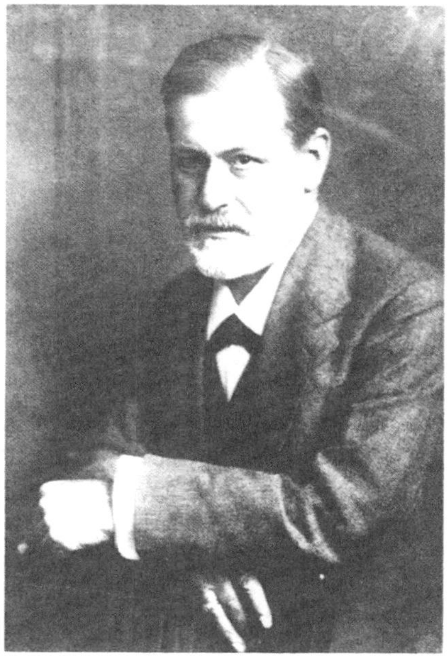

Hirschfeld verwandte besondere Anstrengung darauf, der noch heftig umstrittenen Psychoanalyse ein Forum zu bieten.

16. Schon die erste Ausgabe der Zeitschrift für Sexualwissenschaft enthielt eine Originalarbeit Sigmund Freuds unter dem Titel „Hysterische Phantasie und ihre Beziehung zur Bisexualität".

17. Sigmund Freud.

Die Zeitschrift publizierte später einen Aufsatz von Wilhelm Stekel über „Die sexuellen Wurzeln der Kleptomanie" und eine Arbeit von Alfred Adler über „Zwei Träume einer Prostituierten".

18. Wilhelm Stekel.

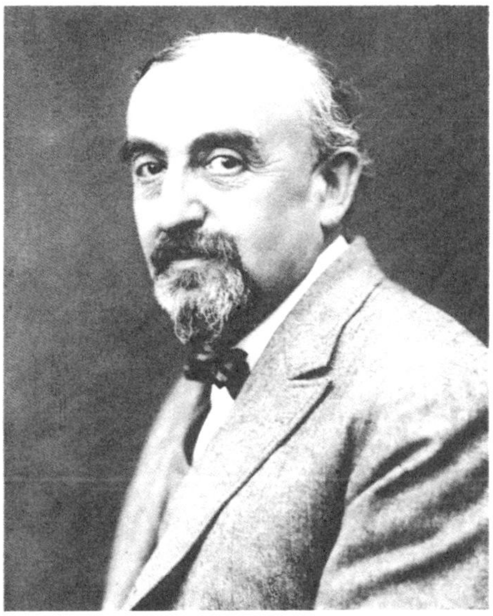

18.

19. Alfred Adler.

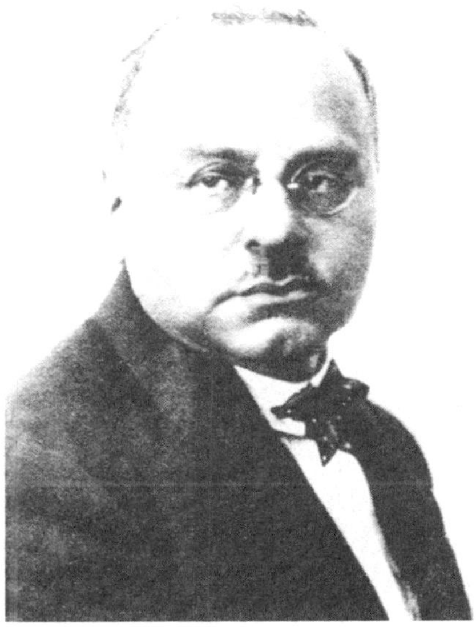

19.

Die erste Zeitschrift – Ein neuer Anfang

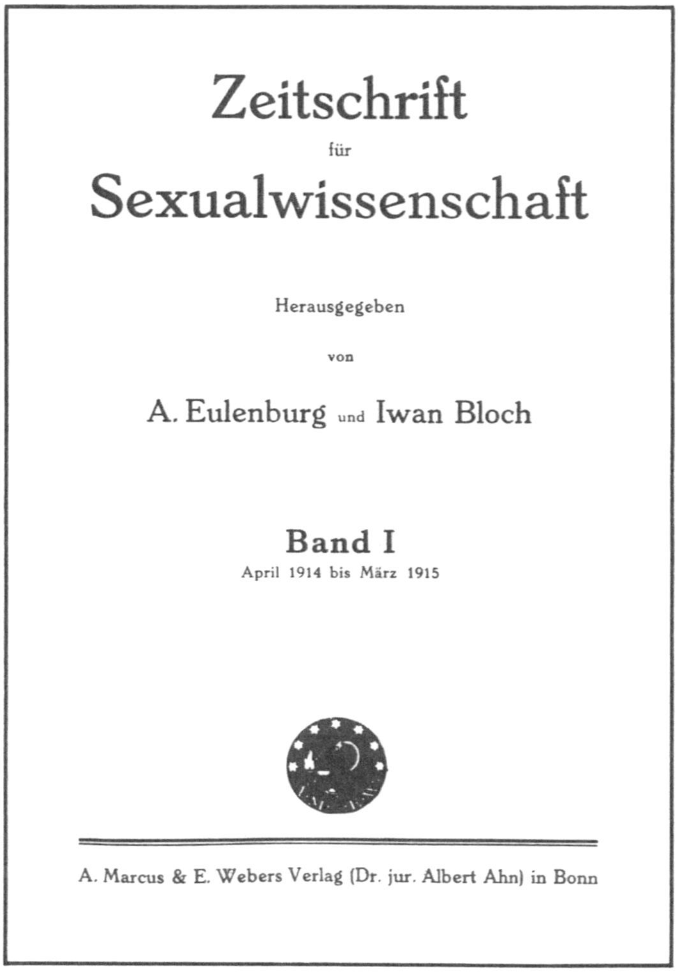

Zeitschrift
für
Sexualwissenschaft

Herausgegeben
von
A. Eulenburg und Iwan Bloch

Band I
April 1914 bis März 1915

A. Marcus & E. Webers Verlag (Dr. jur. Albert Ahn) in Bonn

20.

Im Jahre 1913 gründeten Bloch, Magnus Hirschfeld, Albert Eulenburg und andere die *Medizinische Gesellschaft für Sexualwissenschaft und Eugenik* in Berlin, 1914 begannen Eulenburg und Bloch erneut, die *Zeitschrift für Sexualwissenschaft* als Organ dieser Gesellschaft herauszugeben.

20. Die *Zeitschrift für Sexualwissenschaft.*

21. Albert Eulenburg (1840–1917).

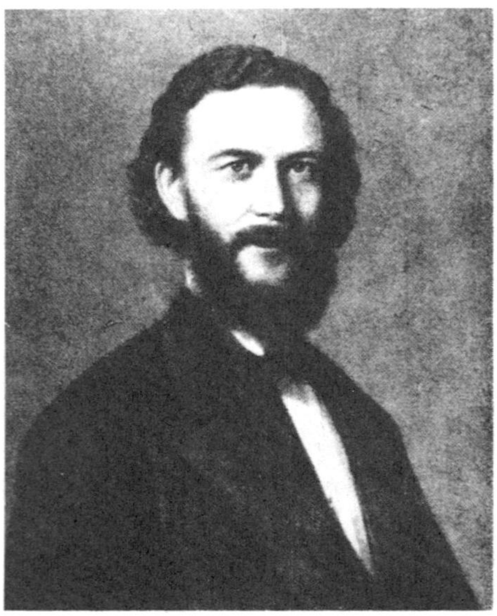

21.

22. Iwan Bloch in Uniform während des Ersten Weltkrieges.

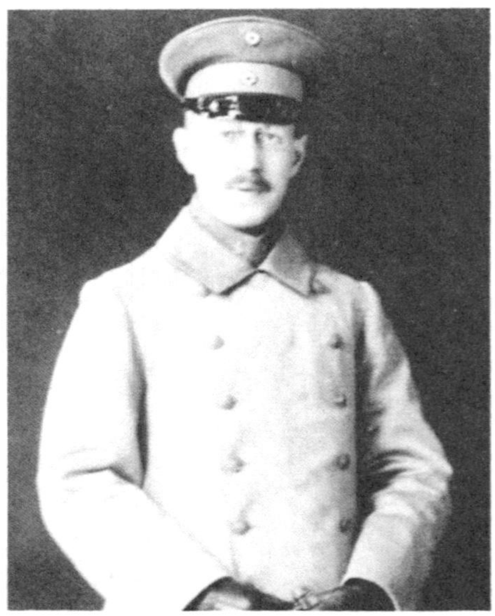

22.

Albert Moll (1862-1939)

23.

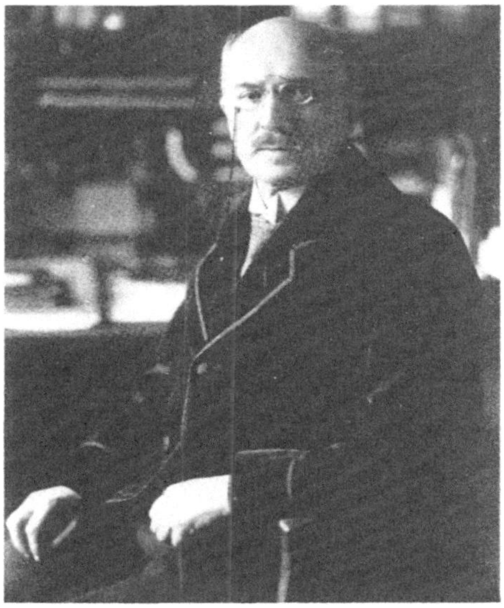

Albert Moll, ein Berliner Arzt, gründete 1913 die *Internationale Gesellschaft für Sexualforschung* und organisierte im Jahre 1926 ihren ersten Kongreß.

23. Albert Moll und drei seiner wichtigen frühen Werke über sexuelle Fragen:

24. „Die konträre Sexualempfindung" (Homosexualität), 1891.

25. „Untersuchungen über die Libido Sexualis", 1897. (Dieses Buch hatte einen starken Einfluß auf Sigmund Freud.)

26. „Das Sexualleben des Kindes", 1909.

24.

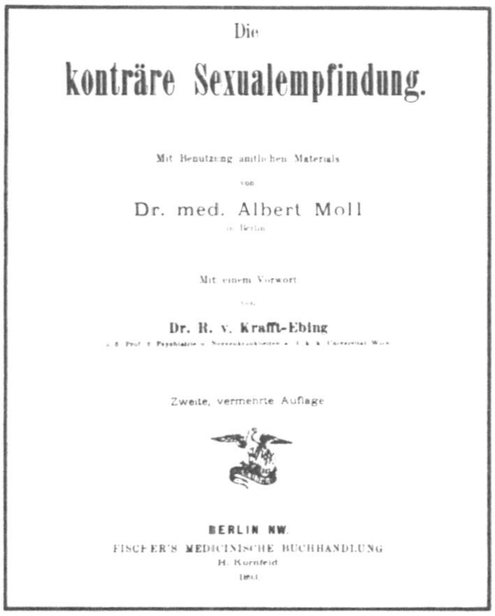

Die

konträre Sexualempfindung.

Mit Benutzung amtlichen Materials

von

Dr. med. Albert Moll

Mit einem Vorwort

von

Dr. R. v. Krafft-Ebing

Zweite, vermehrte Auflage

BERLIN NW.

FISCHER'S MEDICINISCHE BUCHHANDLUNG

H. Kornfeld

25.

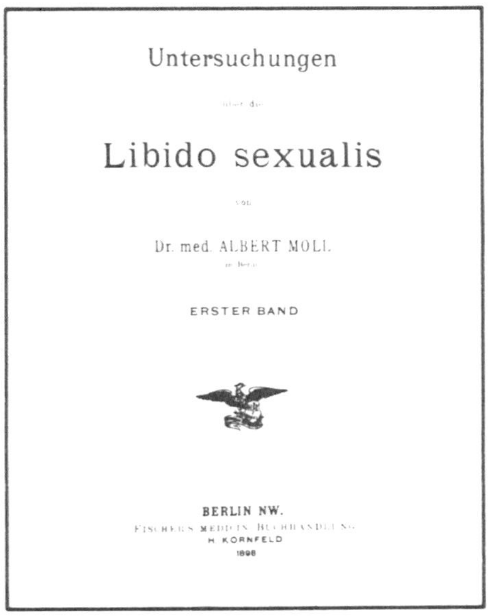

Untersuchungen

Libido sexualis

Dr. med. ALBERT MOLL

ERSTER BAND

BERLIN NW.

H. KORNFELD

1898

26.

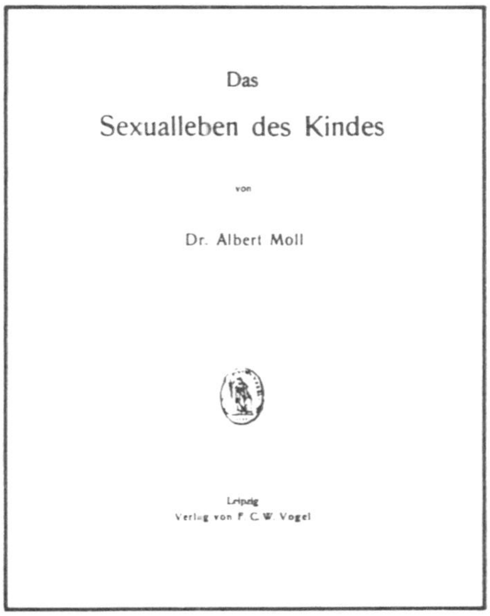

Das

Sexualleben des Kindes

von

Dr. Albert Moll

Leipzig

Verlag von F. C. W. Vogel

Helene Stöcker und der Bund für Mutterschutz

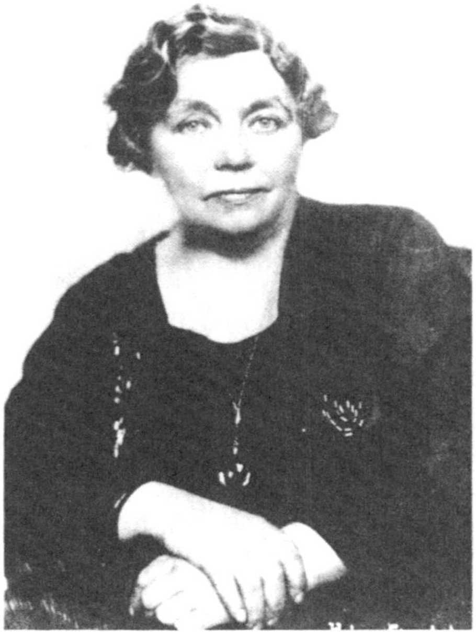

27.

Die Feministin Dr. Helene Stöcker gründete im Jahre 1905, zusammen mit Max Marcuse und anderen, den *Bund für Mutterschutz.* Als dessen Präsidentin und erste Herausgeberin der Zeitschrift „Mutterschutz" kämpfte Helene Stöcker für die Rechte lediger Mütter und nichtehelicher Kinder, für eine neue Sexualmoral und das Recht auf Schwangerschaftsabbruch. Nach dem Ersten Weltkrieg wandte sie sich zunehmend der pazifistischen Bewegung zu. Auf der Flucht vor den Nationalsozialisten kam sie in die Vereinigten Staaten, wo sie im Jahre 1943 starb. Keine Frau hatte einen nachhaltigeren Einfluß auf die frühe Sexualwissenschaft. Sie war persönlich besonders eng mit Iwan Bloch und Magnus Hirschfeld verbunden.

27. Helene Stöcker.

28. Die Zeitschrift *Mutterschutz,* herausgegeben von Helene Stöcker (1905),

29. herausgegeben von Max Marcuse unter dem neuen Titel *Sexual-Probleme* (1908),

30. herausgegeben von Max Marcuse und vereinigt mit Hirschfelds erster *Zeitschrift für Sexualwissenschaft* (1909).

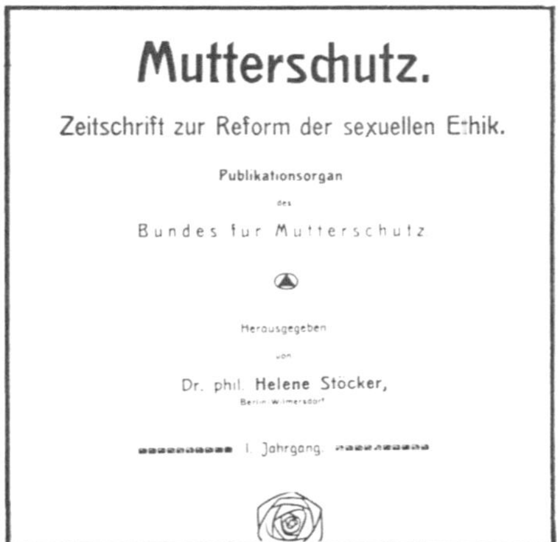

Mutterschutz.

Zeitschrift zur Reform der sexuellen Ethik.

Publikationsorgan

des

Bundes für Mutterschutz

Herausgegeben

von

Dr. phil. Helene Stöcker,

I. Jahrgang.

28.

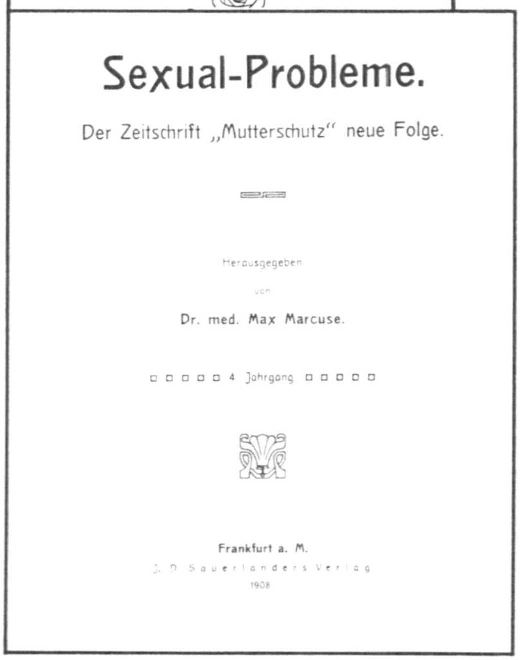

Sexual-Probleme.

Der Zeitschrift „Mutterschutz" neue Folge.

Herausgegeben

von

Dr. med. Max Marcuse.

4. Jahrgang

Frankfurt a. M.

J. D. Sauerländers Verlag

1908

29.

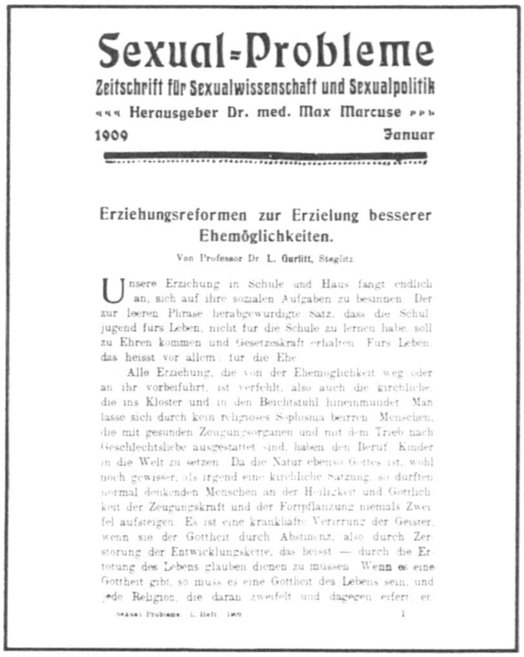

Sexual-Probleme

Zeitschrift für Sexualwissenschaft und Sexualpolitik

Herausgeber Dr. med. Max Marcuse

1909 Januar

Erziehungsreformen zur Erzielung besserer Ehemöglichkeiten.

Von Professor Dr. L. Gurlitt, Steglitz.

Unsere Erziehung in Schule und Haus fangt endlich an, sich auf ihre sozialen Aufgaben zu besinnen. Der zur leeren Phrase herabgewurdigte Satz, dass die Schuljugend furs Leben, nicht fur die Schule zu lernen habe, soll zu Ehren kommen und Gesetzeskraft erhalten. Furs Leben, das heisst vor allem: fur die Ehe.

Alle Erziehung, die von der Ehemoglichkeit weg oder an ihr vorbeifuhrt, ist verfehlt, also auch die kirchliche, die ins Kloster und in den Beichtstuhl hineinmundet. Man lasse sich durch kein religioses Sophisma beirren. Menschen, die mit gesunden Zeugungsorganen und mit dem Trieb nach Geschlechtsliebe ausgestattet sind, haben den Beruf, Kinder in die Welt zu setzen. Da die Natur ebenso Gottes ist, wohl noch gewisser, als irgend eine kirchliche Satzung, so durften normal denkenden Menschen an der Heiligkeit und Gottlichkeit der Zeugungskraft und der Fortpflanzung niemals Zweifel aufsteigen. Es ist eine krankhafte Verirrung der Geister, wenn sie der Gottheit durch Abstinenz, also durch Zerstorung der Entwicklungskette, das heisst — durch die Ertotung des Lebens glauben dienen zu mussen. Wenn es eine Gottheit gibt, so muss es eine Gottheit des Lebens sein, und jede Religion, die daran zweifelt und dagegen eifert, er

Sexual-Probleme. 1. Heft. 1909. 1

30.

Max Marcuse, ein Berliner Arzt, war einer der Pioniere der Sexualforschung. Er war im Jahre 1905 Mitbegründer des *Bundes für Mutterschutz* und gab dessen Zeitschrift heraus. Später wurde er Herausgeber der *Zeitschrift für Sexualwissenschaft*. Er mußte im Jahre 1933 aus Deutschland fliehen und starb in Israel.

31. Max Marcuse (in der Uniform des Ersten Weltkrieges) und eines seiner frühen Bücher:

32. „Die Gefahren der sexuellen Abstinenz für die Gesundheit", 1910.

33. Max Marcuse im hohen Alter und sein letztes, in Deutschland veröffentlichtes Buch:

34. „ABC Führer durch Sexualität und Erotik", 1963.

31.

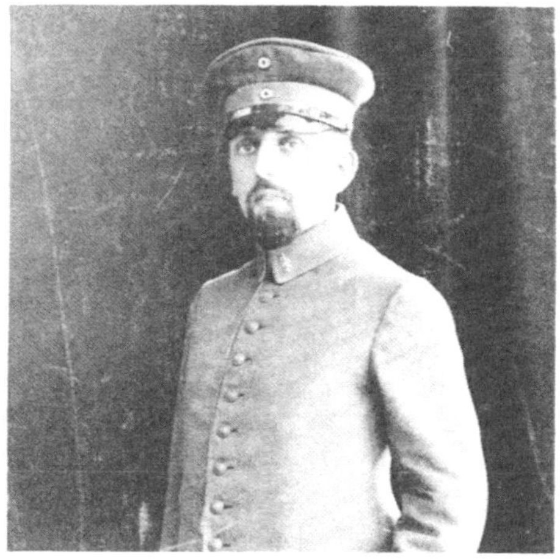

32.

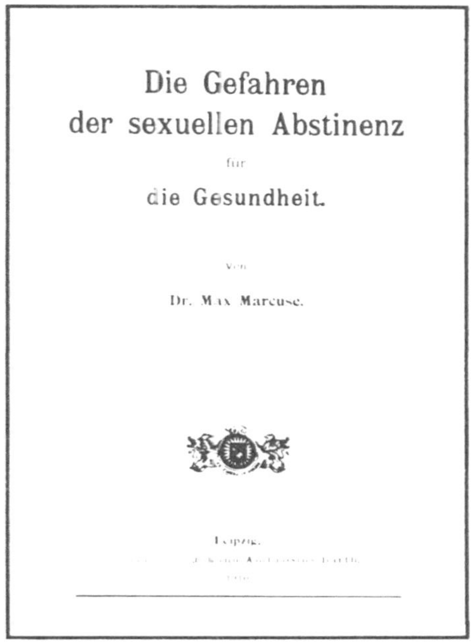

Die Gefahren
der sexuellen Abstinenz
für
die Gesundheit.

Von
Dr. Max Marcuse.

33.

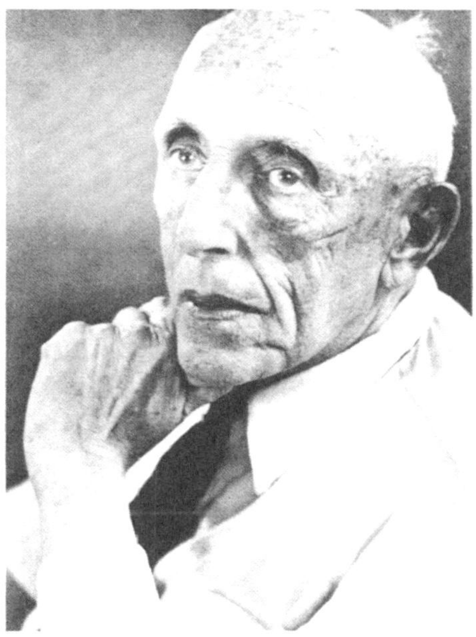

34.

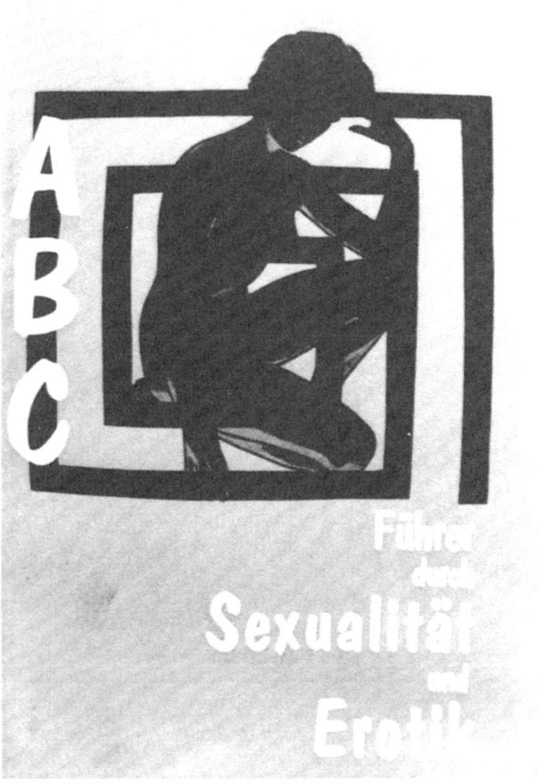

Max Marcuse – Der Herausgeber

35.

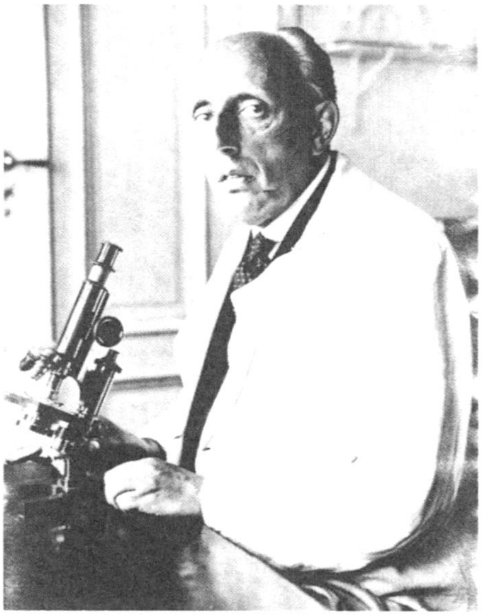

36.

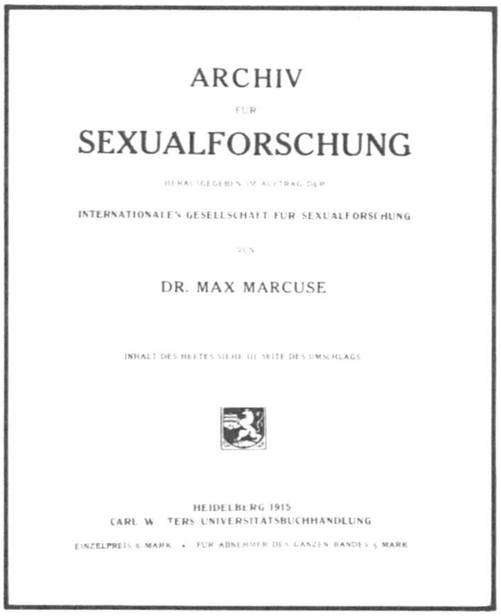

ARCHIV

FÜR

SEXUALFORSCHUNG

INTERNATIONALEN GESELLSCHAFT FÜR SEXUALFORSCHUNG

DR. MAX MARCUSE

HEIDELBERG 1915

37.

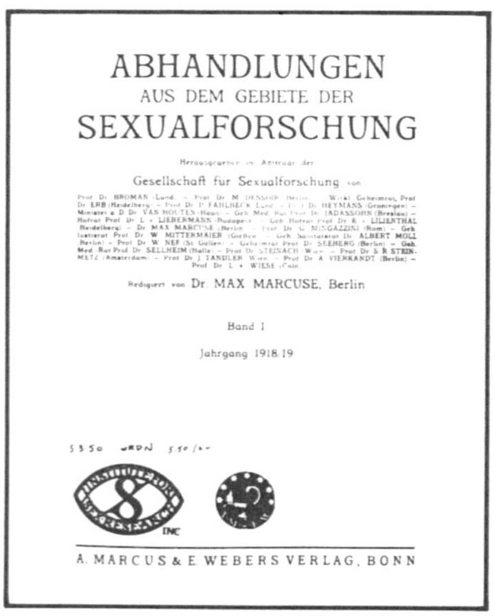

ABHANDLUNGEN
AUS DEM GEBIETE DER
SEXUALFORSCHUNG

Gesellschaft für Sexualforschung

Redigiert von Dr. MAX MARCUSE, Berlin

Band I

Jahrgang 1918/19

A. MARCUS & E. WEBERS VERLAG, BONN

Max Marcuse hatte einen großen, sehr positiven Einfluß als Herausgeber von sexualwissenschaftlichen Zeitschriften und Schriftenreihen.

35. Max Marcuse in seiner Berliner Hautarzt-Praxis.

36. Das „Archiv für Sexualforschung".

37. „Abhandlungen aus dem Gebiete der Sexualforschung".

38. Die letzte Ausgabe der berühmten *„Zeitschrift für Sexualwissenschaft"*, die in den letzten Jahren ihres Erscheinens wieder den erweiterten Titel „Zeitschrift für Sexualwissenschaft und Sexualpolitik" trug (vgl. auch Abb. 30).

3

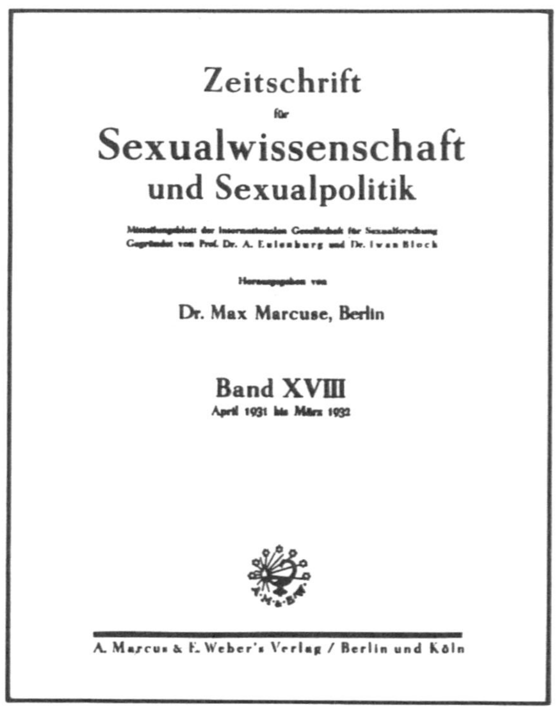

Zeitschrift

für

Sexualwissenschaft
und Sexualpolitik

Herausgegeben von

Dr. Max Marcuse, Berlin

Band XVIII

April 1931 bis März 1932

A. Marcus & E. Weber's Verlag / Berlin und Köln

39.

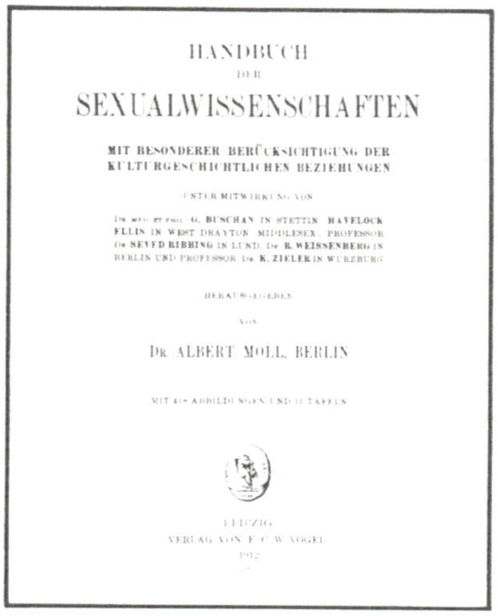

HANDBUCH
DER
SEXUALWISSENSCHAFTEN

MIT BESONDERER BERÜCKSICHTIGUNG DER KULTURGESCHICHTLICHEN BEZIEHUNGEN

UNTER MITWIRKUNG VON

G. BUSCHAN IN STETTIN, HAVELOCK ELLIS IN WEST DRAYTON MIDDLESEX, PROFESSOR DR. SEVED RIBBING IN LUND, DR. R. WEISSENBERG IN BERLIN UND PROFESSOR DR. K. ZIELER IN WÜRZBURG

HERAUSGEGEBEN
VON
DR. ALBERT MOLL, BERLIN

LEIPZIG
VERLAG VON F. C. W. VOGEL
1912

40.

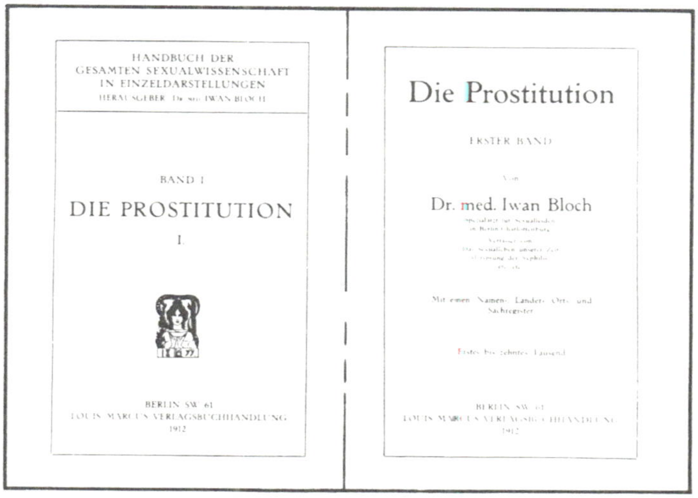

HANDBUCH DER
GESAMTEN SEXUALWISSENSCHAFT
IN EINZELDARSTELLUNGEN
HERAUSGEBER DR. IWAN BLOCH

BAND I
DIE PROSTITUTION
I.

BERLIN SW 61
LOUIS MARCUS VERLAGSBUCHHANDLUNG
1912

Die Prostitution

ERSTER BAND

Von
Dr. med. Iwan Bloch

Mit einem Namen-, Länder-, Orts- und Sachregister

Erstes bis zehntes Tausend

BERLIN SW 61
LOUIS MARCUS VERLAGSBUCHHANDLUNG
1912

39. Das von Albert Moll herausgegebene „Handbuch der Sexualwissenschaften", 1911.

40. Das von Iwan Bloch herausgegebene „Handbuch der gesamten Sexualwissenschaft in Einzeldarstellungen"; hier der Band I: „Die Prostitution". Der Erste Weltkrieg und Blochs früher Tod verhinderten die Vollendung dieses ehrgeizigen Vorhabens. Nur drei Bände wurden veröffentlicht.

41. Das von Max Marcuse herausgegebene „Handwörterbuch der Sexualwissenschaft", 1923.

42. Die „Geschlechtskunde" von Magnus Hirschfeld (5 Bände), 1926–1930.

41.

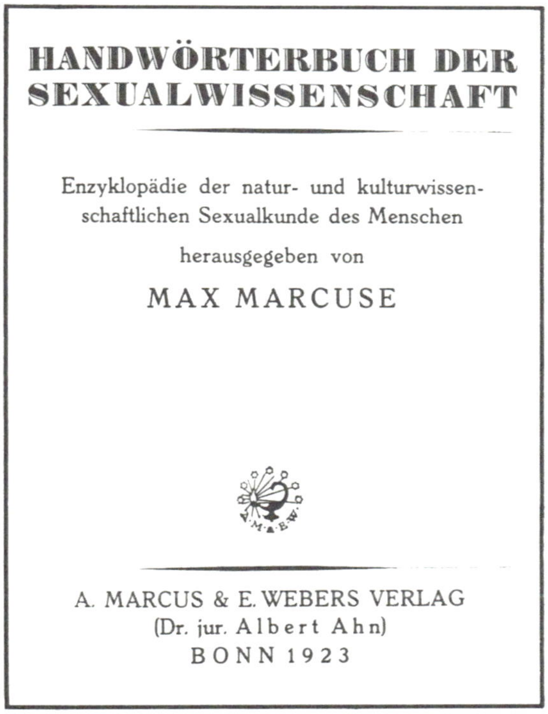

HANDWÖRTERBUCH DER SEXUALWISSENSCHAFT

Enzyklopädie der natur- und kulturwissenschaftlichen Sexualkunde des Menschen

herausgegeben von

MAX MARCUSE

A. MARCUS & E. WEBERS VERLAG
(Dr. jur. Albert Ahn)
BONN 1923

42.

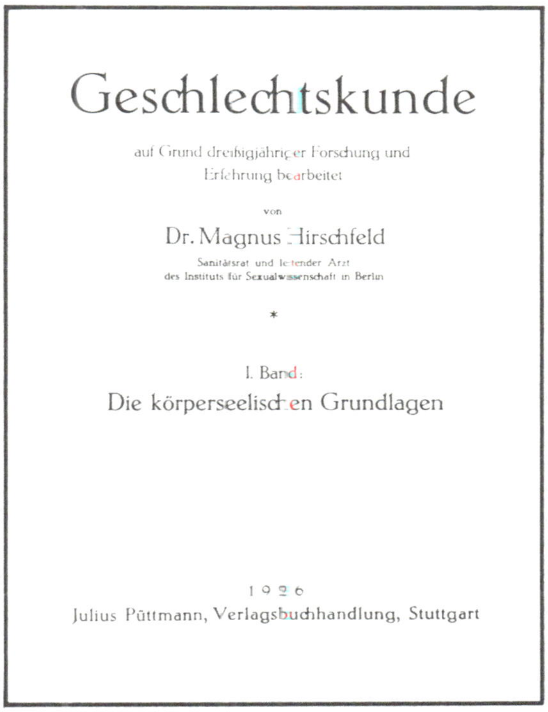

Geschlechtskunde

auf Grund dreißigjähriger Forschung und Erfahrung bearbeitet

von

Dr. Magnus Hirschfeld

Sanitätsrat und leitender Arzt des Instituts für Sexualwissenschaft in Berlin

*

I. Band:
Die körperseelischen Grundlagen

1926
Julius Püttmann, Verlagsbuchhandlung, Stuttgart

Das wissenschaftlich-humanitäre Komitee

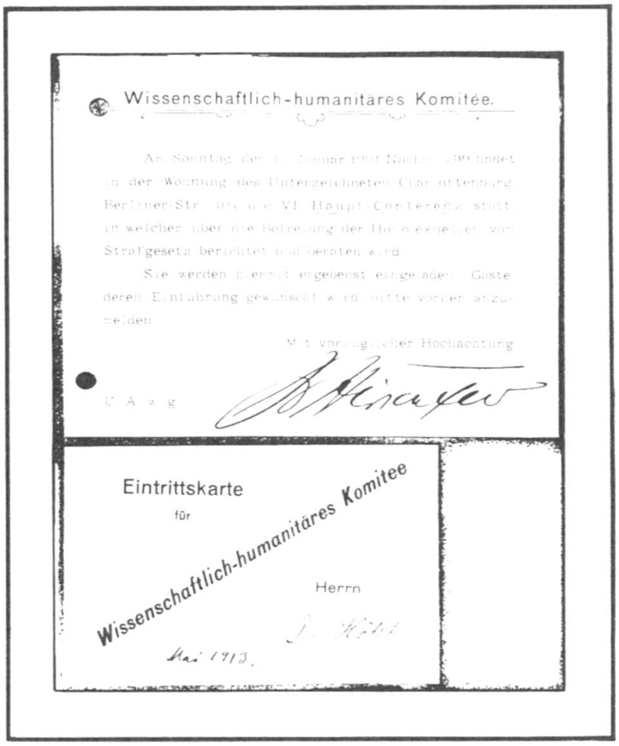

Wissenschaftlich-humanitäres Komitée.

Am Sonntag den [illegible] Januar 1901 Nachm. [illegible] 30 findet in der Wohnung des Unterzeichneten Charlottenburg Berliner-Str. [illegible] die VI. Haupt-Conferenz statt, in welcher über die Befreiung der Homosexuellen vom Strafgesetz berichtet und beraten wird.

Sie werden hiermit ergebenst eingeladen. Gäste, deren Einführung gewünscht wird, bitte vorher anzumelden.

Mit vorzüglicher Hochachtung

U. A. w. g.

Eintrittskarte

für

Herrn

Wissenschaftlich-humanitäres Komitee

Mai 1913.

43.

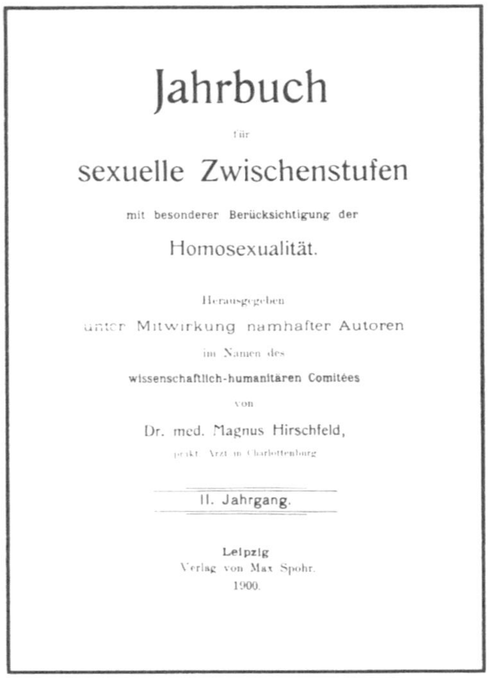

Jahrbuch

für

sexuelle Zwischenstufen

mit besonderer Berücksichtigung der

Homosexualität.

Herausgegeben

unter Mitwirkung namhafter Autoren

im Namen des

wissenschaftlich-humanitären Comitées

von

Dr. med. Magnus Hirschfeld,

prakt. Arzt in Charlottenburg.

II. Jahrgang.

Leipzig

Verlag von Max Spohr.

1900.

44.

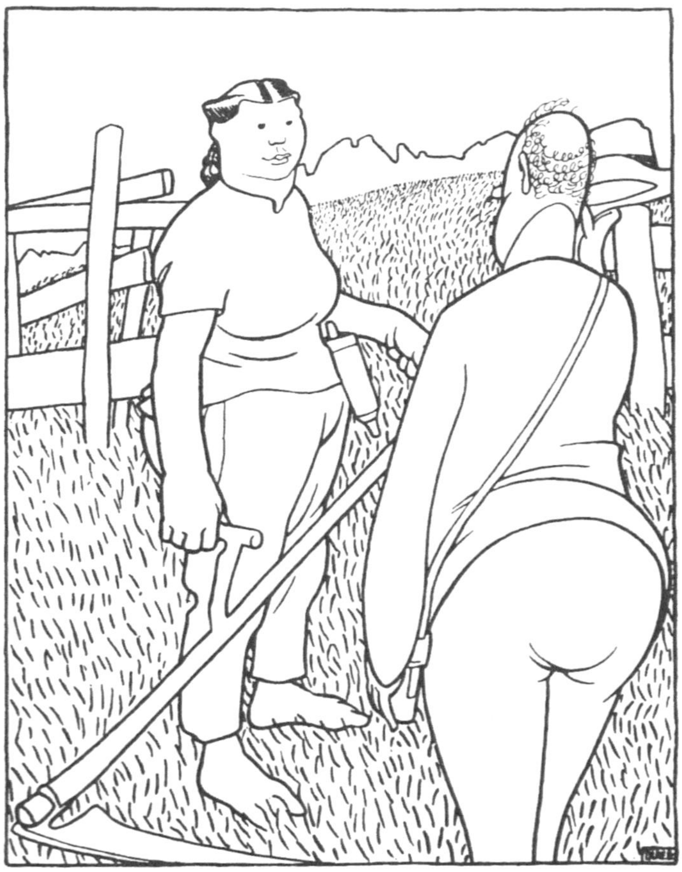

45.

Als Reaktion auf den Prozeß gegen Oscar Wilde und andere bekannte Fälle gründete Magnus Hirschfeld im Jahre 1897 das *wissenschaftlich-humanitäre Komitee,* die weltweit erste Organisation der „Schwulenbewegung". Sein Hauptziel war die Abschaffung des § 175 des Reichsstrafgesetzes.

43. Einladung zu einem Treffen des Komitees, 1901, und
Eintrittskarte zu einem Treffen des Komitees, 1913.

44. Im Jahre 1899 veröffentlichte das Komitee erstmals das „Jahrbuch für sexuelle Zwischenstufen", die erste regelmäßige wissenschaftliche Publikation zum Thema Homosexualität und für zwei Jahrzehnte die beste und umfassendste Veröffentlichung auf diesem Gebiet. Die Abbildung zeigt ein Titelblatt.

45. Karikatur von Olaf Gulbransson aus dem „Simplizissimus": Der Sommergast fragt das Bauernmädchen: „Pardon, sind Sie vielleicht eine sexuelle Zwischenstufe?"

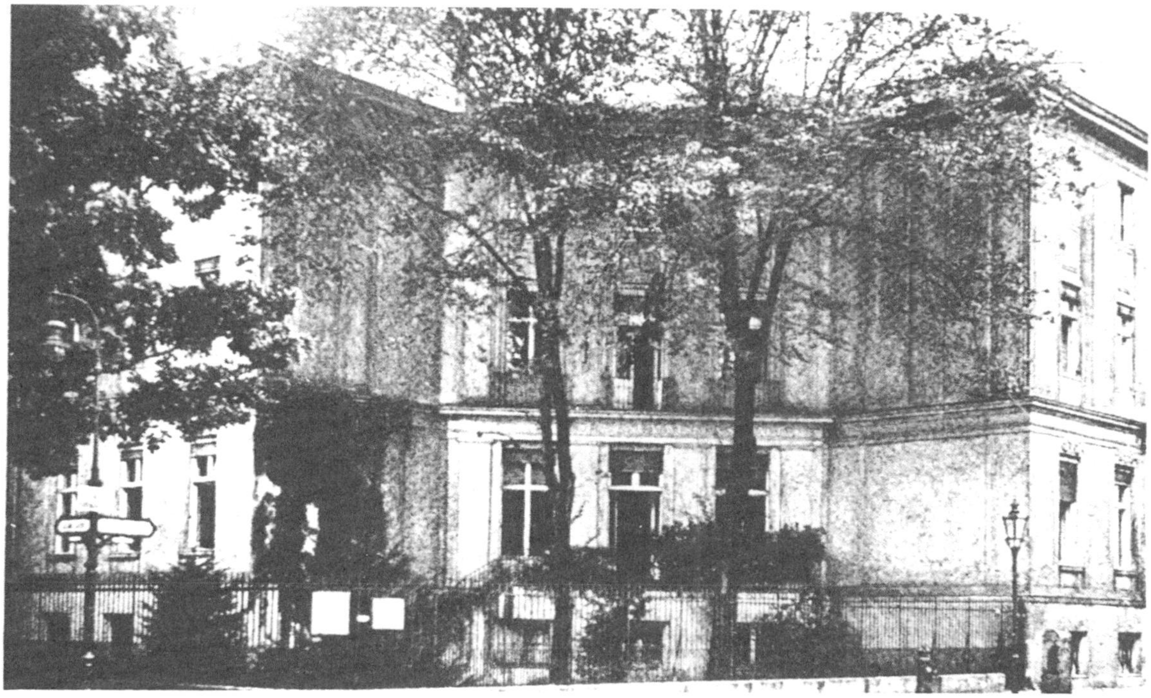

46.

46. Im Jahre 1919 gründete Hirschfeld das erste Institut für Sexualwissenschaft der Welt in Berlin. Das Haus war ursprünglich für den berühmten Geiger Joseph Joachim gebaut worden und gehörte dann dem Prinzen Hatzfeld, dem deutschen Botschafter in Frankreich, bevor es von Hirschfeld gekauft wurde.

Die Arbeit des Instituts war in vier Bereiche gegliedert: Sexualbiologie, Sexualmedizin, Sexualsoziologie und Sexualethnologie. Entsprechend war auch die riesige Sammlung aufgeteilt, die sich im Institut befand und die die große wissenschaftliche Bibliothek ergänzte. Der Mitarbeiterstab bestand aus Hirschfeld selbst, einem Archivar, einem Bibliothekar, vier Sekretärinnen, verschiedenen Assistenten und dem Hauspersonal.

Unter den vielen Arbeitsbereichen des Instituts sind drei besonders erwähnenswert: 1. Eine Beratungsstelle für Eheschließende (die erste in Deutschland), 2. öffentliche Vorträge und Diskussionen in wöchentlichen Veranstaltungen und 3. ein gerichtsmedizinischer Dienst für gutachterliche Stellungnahmen, vor allem in Strafprozessen.

Neunzig Prozent der Dienste des Instituts wurden kostenlos angeboten, da der größte Teil der Ausgaben durch die sexualtherapeutische Ambulanz und aus Veröffentlichungen gedeckt werden konnte.

Das Institut für Sexualwissenschaft - Innenansichten

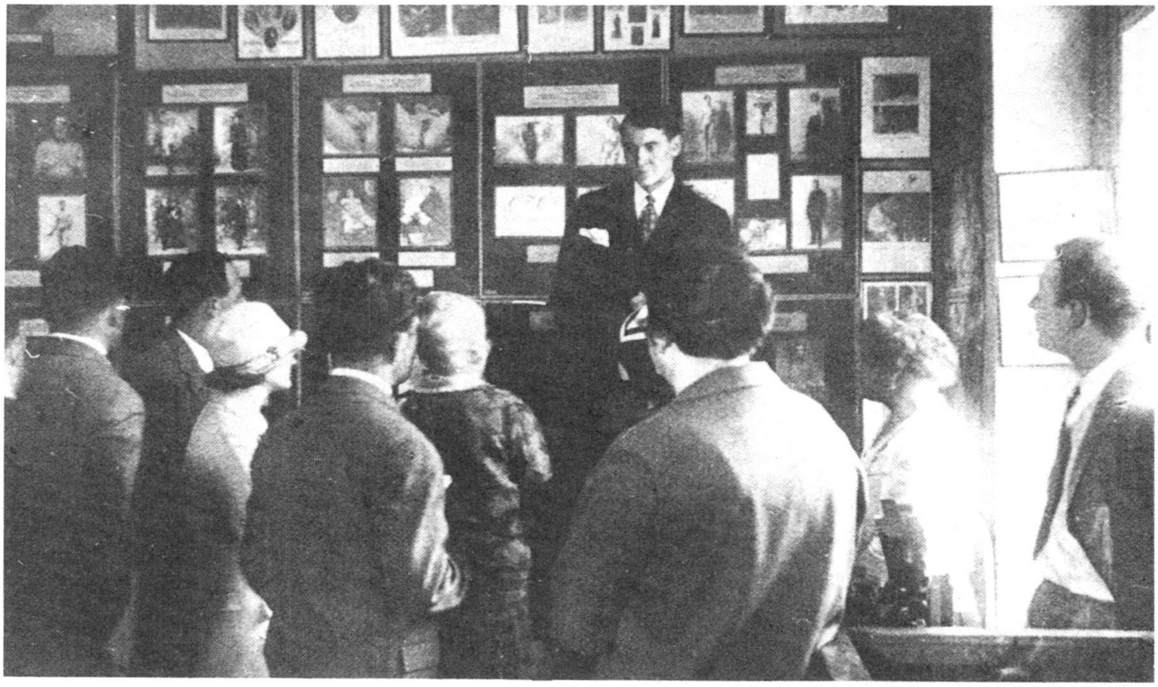

47.

47. Hirschfelds junger Schüler und Sekretär Karl Giese führt hier eine Besuchergruppe während der jeweils samstags veranstalteten Besichtigungen für die Öffentlichkeit.

48. Giese hält auf der Bühne des Ernst-Haeckel-Saals des Instituts einen Vortrag. Man sieht die Büsten Darwins (links) und Haeckels (rechts).

48.

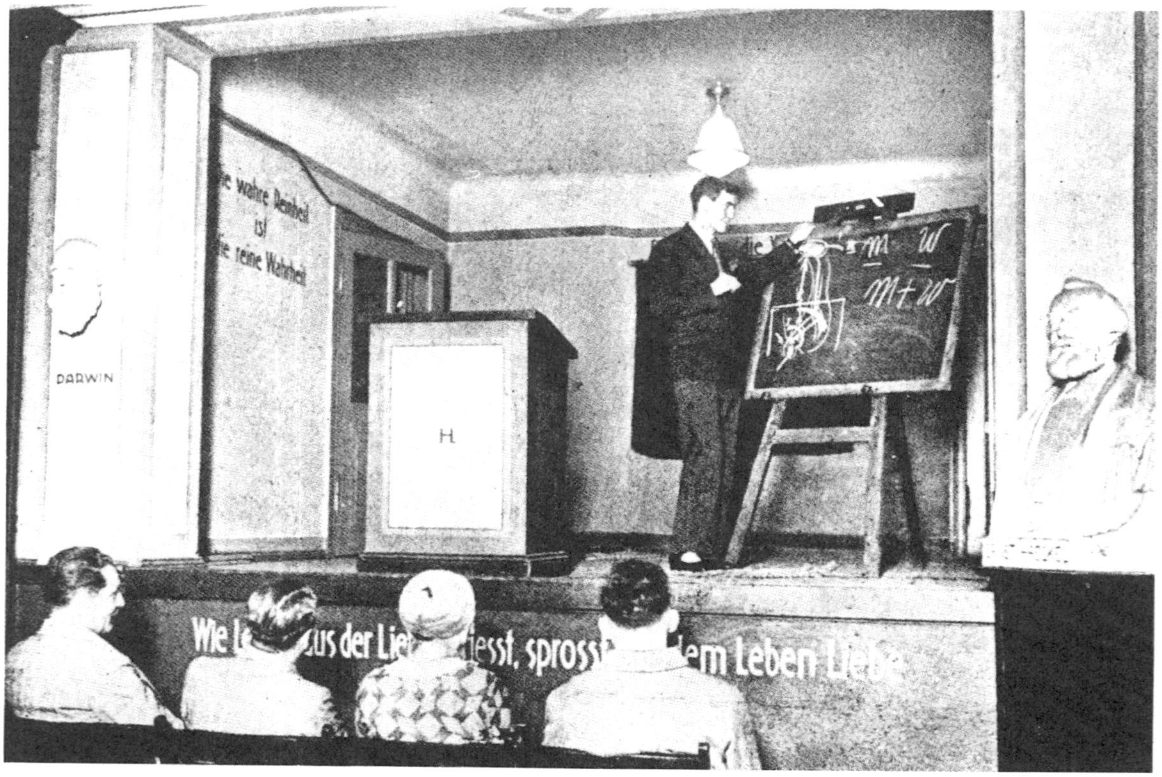

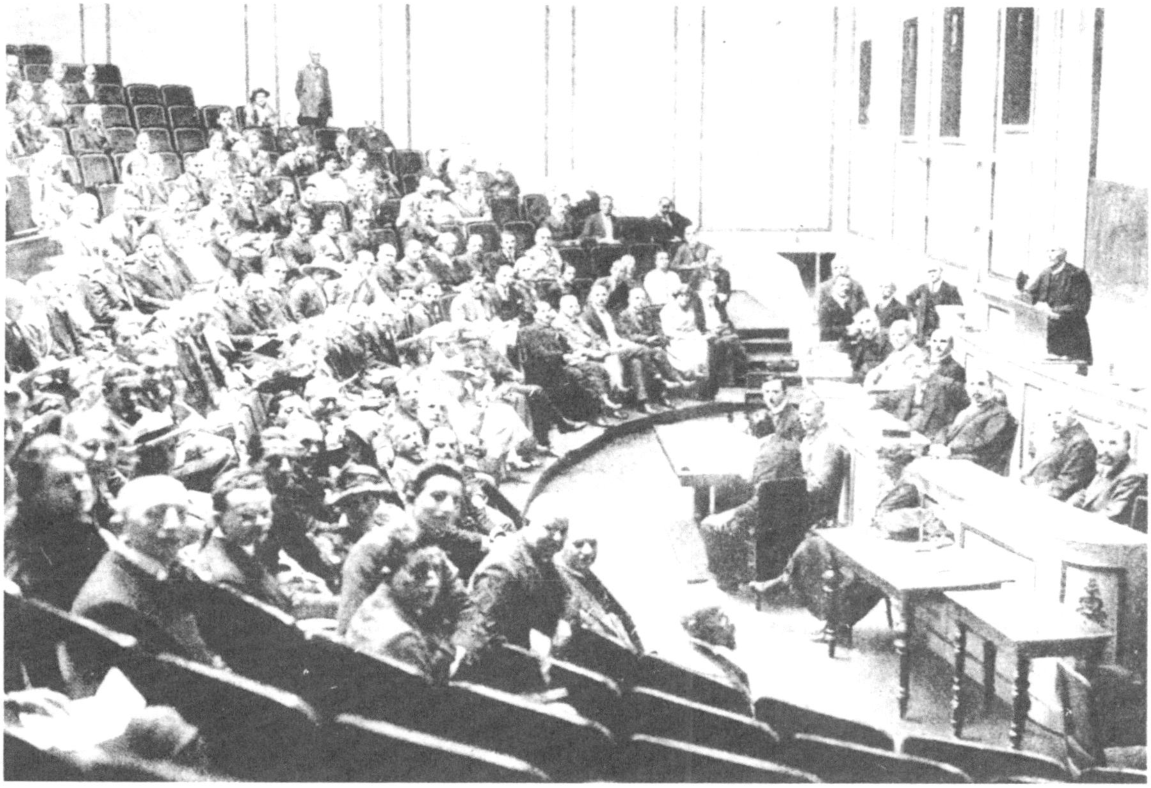

49.

Der erste sexualwissenschaftliche Kongreß 1921

Im Jahre 1921 organisierte Hirschfeld die *1. Internationale Tagung für Sexualreform auf sexualwissenschaftlicher Grundlage* in Berlin. Auf dem sechs Tage dauernden Kongreß wurden 38 Referate aus vier Sachbereichen gehalten: Sexuelle Endokrinologie, Sexualität und Gesetz, Geburtenkontrolle, Sexualerziehung.

49. Eröffnungsveranstaltung im Berliner Langenbeck-Virchow-Haus.

Die Weltliga für Sexualreform

Im Jahre 1928 gründete Hirschfeld, unterstützt durch J. H. Leunbach, die Weltliga für Sexualreform, deren erster Kongreß in Kopenhagen abgehalten wurde. Hirschfeld selbst, Havelock Ellis und Auguste Forel wurden die ersten drei Präsidenten der Liga.

50. Ankündigung des Kongresses in Kopenhagen.

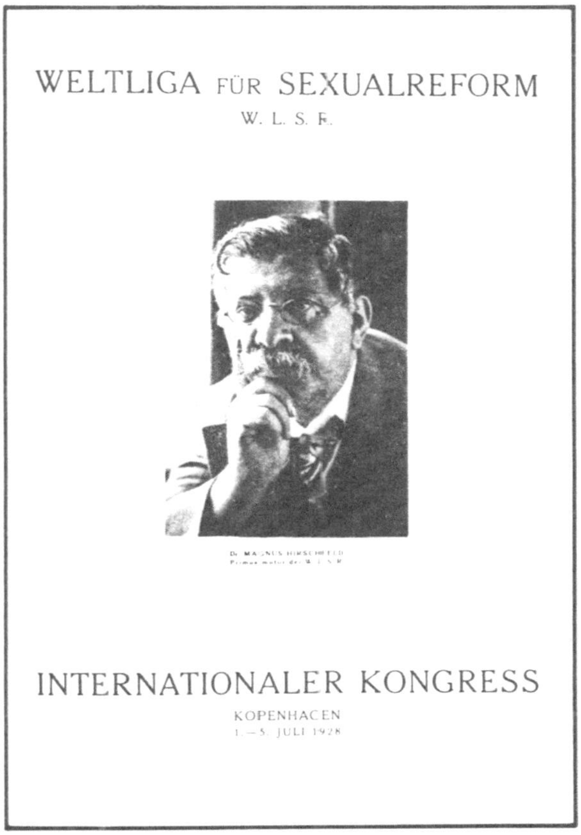
WELTLIGA FÜR SEXUALREFORM
W. L. S. F.
INTERNATIONALER KONGRESS
KOPENHAGEN
1.–5. JULI 1928

50.

Die Weltliga für Sexualreform (WLSR)

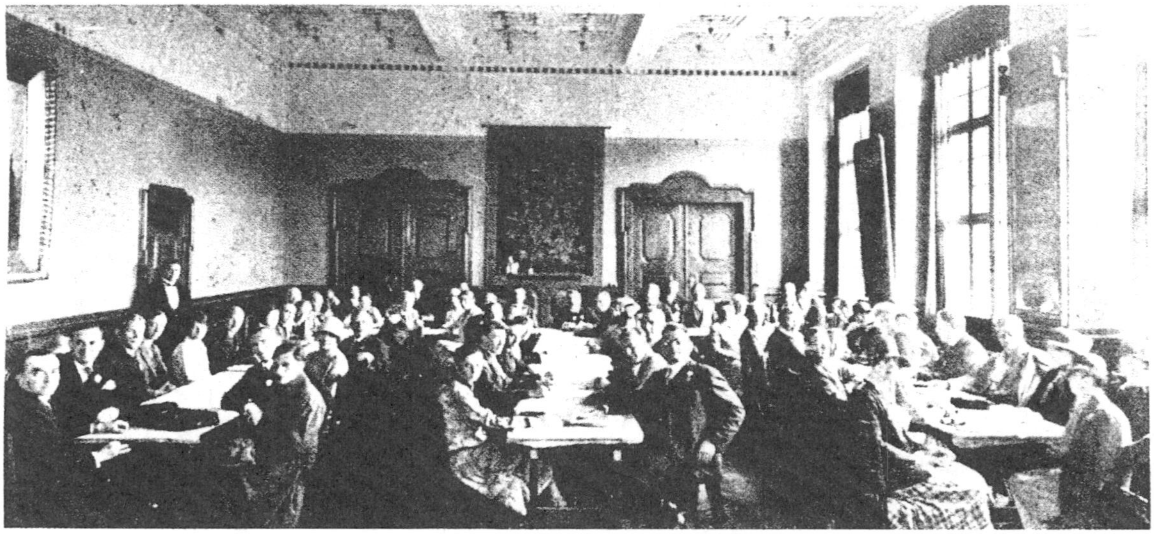

51.

Auf dem Kongreß in Kopenhagen hielten unter anderen Hirschfeld ein Referat über Sexualreform, Dora Russel über Sexualerziehung, J. H. Leunbach über Empfängnisverhütung und Pasche-Oserski über Sexualgesetzgebung.

51. Der Kongreß bei der Beratung.

Die Weltliga für Sexualreform wurde bald zu einer dynamischen Bewegung und veranstaltete, unterstützt von Norman Haire, den nächsten Kongreß in London. Danach folgte ein noch größerer Kongreß in Wien.

52. Brief von Forel an Hirschfeld aus Anlaß des Kongresses der Weltliga für Sexualreform in London.

53. Abschließendes Dokument des Kongresses der Weltliga für Sexualreform in Wien, 1930. Neben organisatorischen Mitteilungen werden hier vor allem Themen eines für das Jahr 1932 in Moskau geplanten Kongresses angekündigt:

1. Marxismus und Sexualprobleme
2. Weltliche Sexualmoral
3. Sexuelle Ethnologie
4. Sexuelle Gleichberechtigung
5. Methoden der Empfängnisverhütung
6. Das sexuelle Elend der Gefangenen
7. Innere Sekretion
8. Schwangerschaftsabbruch
9. Genußgifte und Sexualität
10. Das moderne Sexualstrafrecht.

Yvorne 14 VIII 1929

Herrn Dr. Hirschfeld .

Liebe Sexualreformer,

Ein alter gebrechlicher Krüppel wie ich, kann Ihnen blos einen Gruss mit besten Wünschen für den Erfolg Ihres Kongresses im September schicken.

Meiner Ansicht nach liegt die Zukunft aller Sexualreformen in der Eugenik, im internationalen Weltfrieden, und dies im Gegensatz zur Kakogenik der Kriege, des Kapitalismus und der Alkoholtrinksitten. Dies sind die drei Hauptteufel der Menschheit.

Verzeihen Sie diese kurze und bündige Erklärung. Mögen Sie darnach handeln.

Ihr getreuer Mitkämpfer

Dr August Forel

Vormals Professor an der Universität Zürich

52.

53.

ANNAL CONVENTION

M. Hirschfeld-Berlin opened the General Meeting and read a business report on the World League; the latter has a present 182 individual members, and, with the affiliated associations, a total membership of 130.000.

Vachet-Paris read an expose dealing with the tasks and the Rules of the World League.

Hirschfeld-Berlin pointed out that a statute was already in existence, and, according to same, motions for alterations of the Rules had to reach the Executive Committee not later than 4 weeks prior to Congress, and that *Vachet's* suggestions were already forming an essential part of the statute and the demands of the World League.

Krische-Berlin reported on the decisions of the Executive Committee at their meetings af 15th June, 6th and 28th August 1930.

Accordingly the Executive Committe put forward the following propositions; *August Forel* and *Havelock Ellis* to be elected honorary president. *Magnus Hirschfeld-Berlin, Norman Haire-London, J. Leunbach-Copenhagen,* to be elected presidents. *Mr.* and *Mrs. Riese-Frankfurt. Mr.* and *Mrs. Krische-Berlin, Vachet-Paris, Batkis-Moscow, Friedjung-Vienna* to be elected members of the Executive Committee. According to a decision of the IIIrd Congress held in London, the next Congress is to be held in Moscow. After due communication with the competent quarters in Sowjet Russia the Executive Committee propose June 1932 with the following Agenda:

1. Marxism and Sexual Problems;
2. Sexual Lay Morals;
3. Sexual Ethnology;
4. Sex Equality;
5. Anti-conceptional methods;
6. The sexual misery of the prisoners.

These proposals have been approved by the general meeting. The following further items have been added to the Agenda of the Moscow Congress:

7. Inner Secretion;
8. Interruption of pregnancy;
9. Intoxicants and Sexuality;
10. The Modern Sexual Penal Code.

It was further decided that the Moscow Congress should be followed by a Congress in Paris in September 1933.

Prior to the election of the members of the International Committee a motion by *Krische-Berlin*, prompted by a suggestion from Vienna,

XXVII

Der letzte Kongreß der WLSR in Brünn (1932)

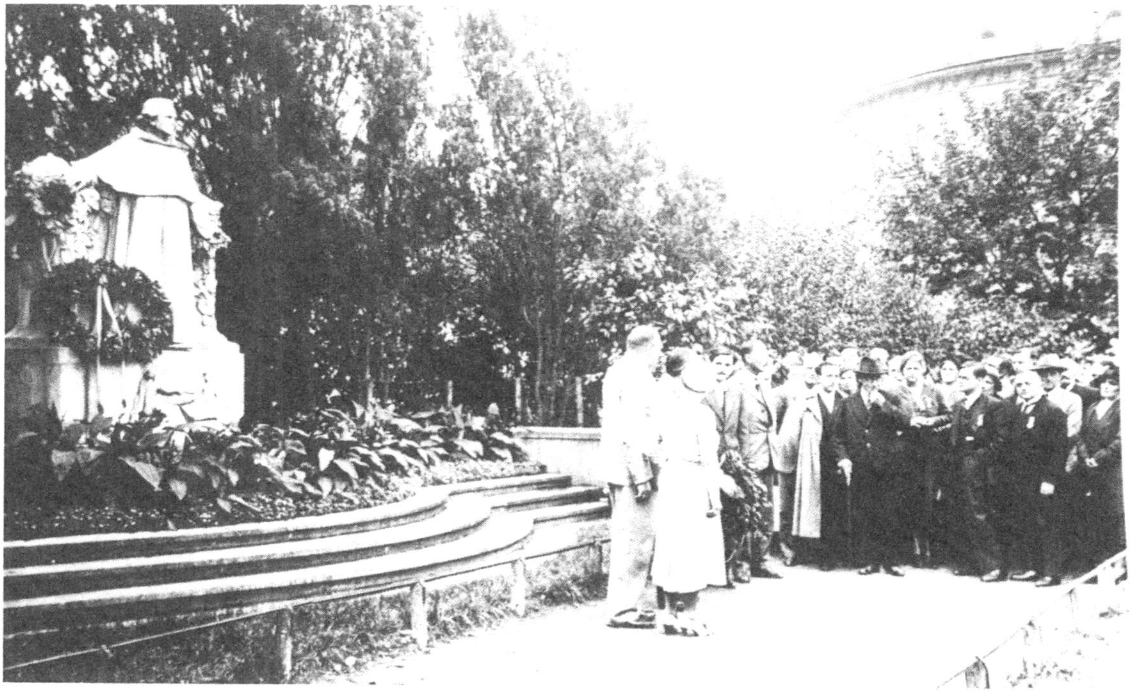

54.

Der letzte Kongreß der WLSR wurde in Brünn/Tschechoslowakei abgehalten. Pläne für weitere Kongresse in Moskau, Paris und Chicago konnten nicht verwirklicht werden.

54. Teilnehmer des Kongresses vor dem Standbild Gregor Mendels in Brünn.

55. Der Kongreß bei der Beratung. Den Vorsitz führen hier (von links) Norman Haire, Hirschfeld, Leunbach und zwei nicht bekannte Kongreßteilnehmer. Hinter Haire steht auf der Tafel die Ankündigung seines Films „Der Gräfenberg-Ring" (über eine frühe Form des Intrauterinpessars) mit dem Hinweis „Nur für Ärzte!".

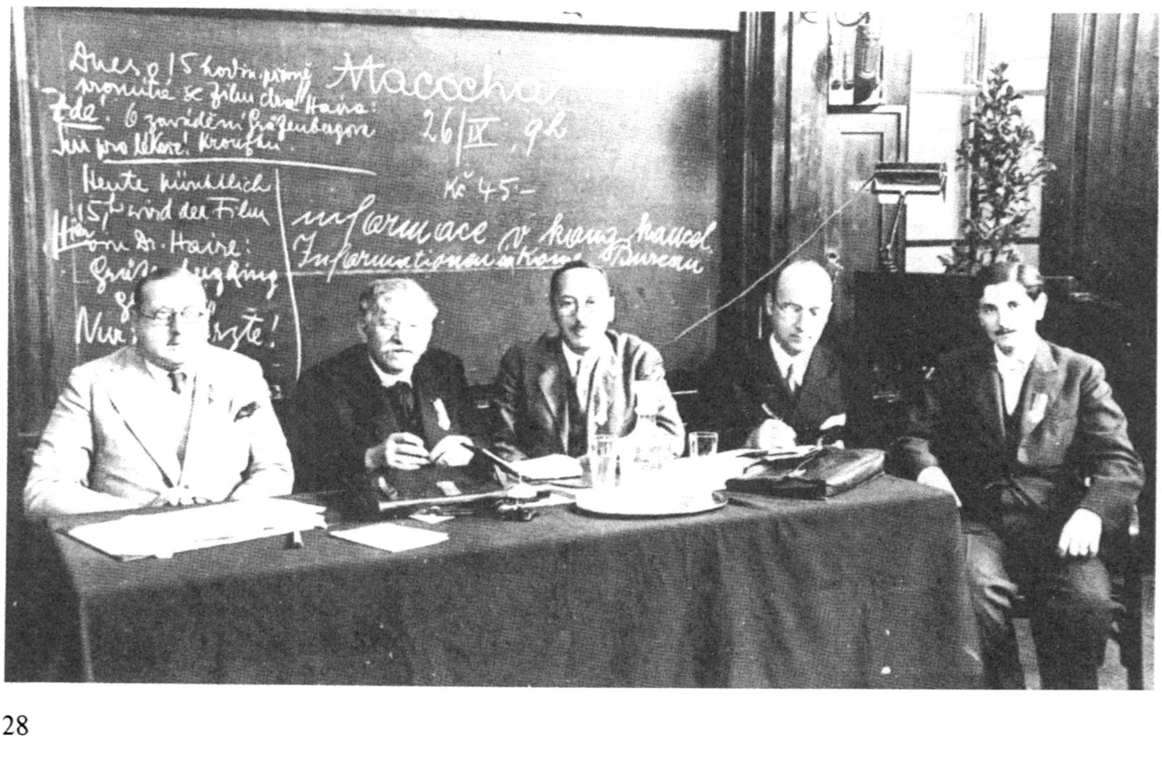

55.

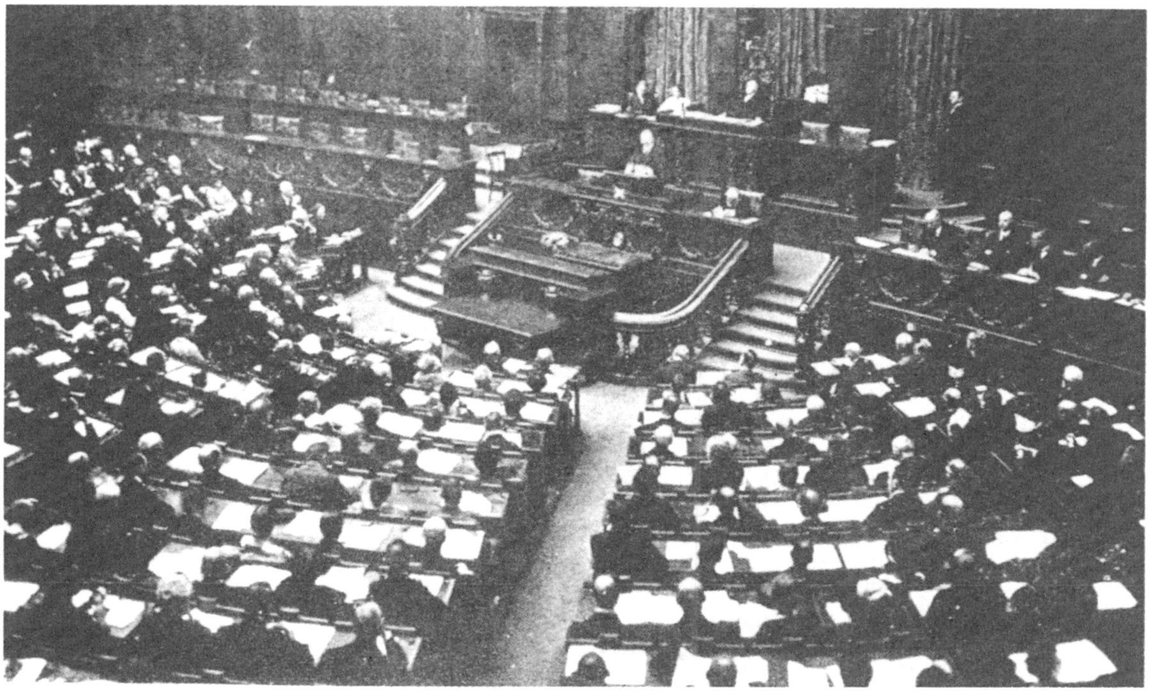

56.

Im Jahre 1926 organisierte Albert Moll den ersten *Internationalen Kongreß für Sexualforschung* in Berlin.

Der Kongreß bot über 100 Referate, darunter Beiträge von Max Marcuse, Bronislaw Malinowski, Harry Benjamin, Norman Haire und Dora Russell.

56. Eröffnungsveranstaltung im Plenarsaal des Deutschen Reichstages am 10. Oktober 1926.

57. Albert Moll.

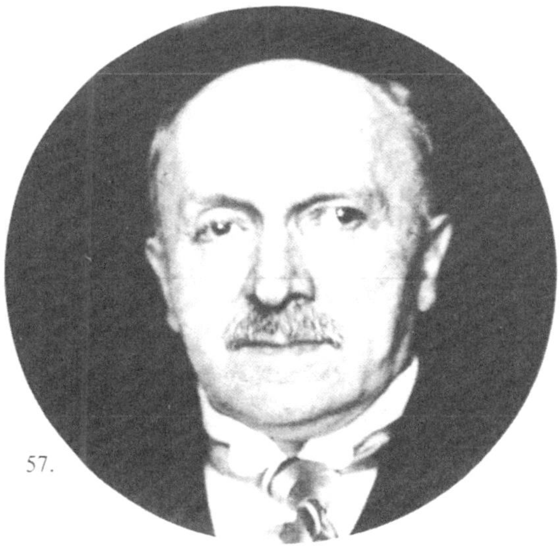

57.

ÜBERSICHT

über die

Verhandlungen und Veranstaltungen des Ersten Internationalen Kongresses für Sexualforschung

10. bis 16. Oktober 1926.

Sonntag, den 10. Oktober 1926

vormittags 11 Uhr Eröffnungssitzung im Plenarsitzungssaal des Reichstages.

Im Anschluß an die Eröffnungssitzung geschäftliche Sitzung der Mitglieder der Internationalen Gesellschaft für Sexualforschung (Ingese).

Abends 9 Uhr Empfang durch die Kongressleitung im Hotel Atlantic „Der Kaiserhof", freier Eintritt für die Kongressteilnehmer gegen Vorweisung der Kongressteilnehmerkarte.

Montag, den 11. Oktober 1926

9 bis 1 Uhr und 3 bis 7 Uhr Kongressverhandlungen,

8 Uhr abends Vorführung von **Kulturfilmen** aus dem Filmarchiv der Universum Film-Aktiengesellschaft (Ufa) im kleinen Hörsaal des Langenbeck-Virchow-Hauses.

Dienstag, den 12. Oktober 1926

9 bis 1 Uhr und 3 bis 7 Uhr Kongressverhandlungen,

Abends frei.

Mittwoch, den 13. Oktober 1926

9 bis 1 Uhr Kongressverhandlungen,

2½ bis 5½ Uhr Besichtigungen (s. „Mitteilungen" für die Kongressbesucher). Aufbruch pünktlich 2 Uhr vom Langenbeck-Virchow-Haus.

Abends gemeinsames Abendessen; Tanz (s. „Mitteilungen").

Donnerstag, den 14. Oktober 1926

9 bis 1 Uhr und 3 bis 7 Uhr Kongressverhandlungen,

Abends Festvorstellung in der **Staatsoper** „Salome" unter persönlicher Leitung von Richard Strauss. Meldungen beim Kongressbüro bis mittags 12 Uhr. Zur Verfügung stehen 200 Plätze. Berücksichtigt werden in erster Linie auswärtige Teilnehmer.

Freitag, den 15. Oktober 1926

9 bis 1 Uhr und 3 bis 7 Uhr Kongressverhandlungen,

Abends 7½ Uhr Bierabend, veranstaltet von der Berliner Ärzteschaft im Kaisersaal des Restaurants Zoologischer Garten (näheres s. „Mitteilungen").

Sonnabend, den 16. Oktober 1926

9 bis 1 Uhr und 3 bis 7 Uhr Kongressverhandlungen,

Abends 8 Uhr zwangloses Zusammensein: Großes Spandauer Zimmer des Berliner Ratskeller im Berliner Rathaus, Königstraße.

Sämtliche wissenschaftlichen Sitzungen finden im **Langenbeck-Virchow-Haus,** Berlin NW, Luisenstr. 58 statt. Es stehen drei Säle zur Verfügung: A, B, C. Alle allgemeinen Sitzungen werden in dem großen Vortragssaale A abgehalten. Die Sektionssitzungen finden in A, B, C statt.

Es wird auf einer Tafel im Vorraum stets mitgeteilt werden, im welchem Saal (A, B, C) die betreffende Sektion tagt.

Die arabischen Nummern der Vorträge geben nicht ohne weiteres die Reihenfolge der Vorträge an, sondern sind Kennzeichen für eine leichtere Orientierung.

Die Vortragenden, die noch keine Auszüge ihrer Vorträge geliefert haben, werden gebeten, diese umgehend im Kongreßbüro abzugeben.

Diskussion.

Wer zur Diskussion sprechen will, wird gebeten, dem Schriftführer einen Tag vorher schriftlich mitzuteilen, zu welchem Vortrage er zu sprechen wünscht. Der Verhandlungsleiter ist berechtigt, auch solche Meldungen zu berücksichtigen, die erst später erfolgen.

Für jeden Diskussionsredner ist eine Zeit von fünf Minuten vorgesehen. Doch hat der Verhandlungsleiter das Recht, diese Zeit auf zehn Minuten, in Ausnahmefällen auch noch weiter zu verlängern. Ebenso ist der Verhandlungsleiter berechtigt, die Diskussion zu verschieben, so daß die Diskussion eines Vortrages erst nach Abhaltung anderer Vorträge erfolgt. Er ist auch berechtigt, die Diskussion zu Vorträgen, die in einer der allgemeinen Sitzungen gehalten werden, in die entsprechende Sektion zu verlegen.

Die Diskussionsredner werden gebeten, ihre Diskussionsbemerkungen zwecks Drucklegung selbst niederzuschreiben. Diskussionsformulare und Bleistifte stehen bei den Schriftführern zur Verfügung.

58.

Die Kongresse für Sexualforschung in Berlin (1926) und London (1930)

59. 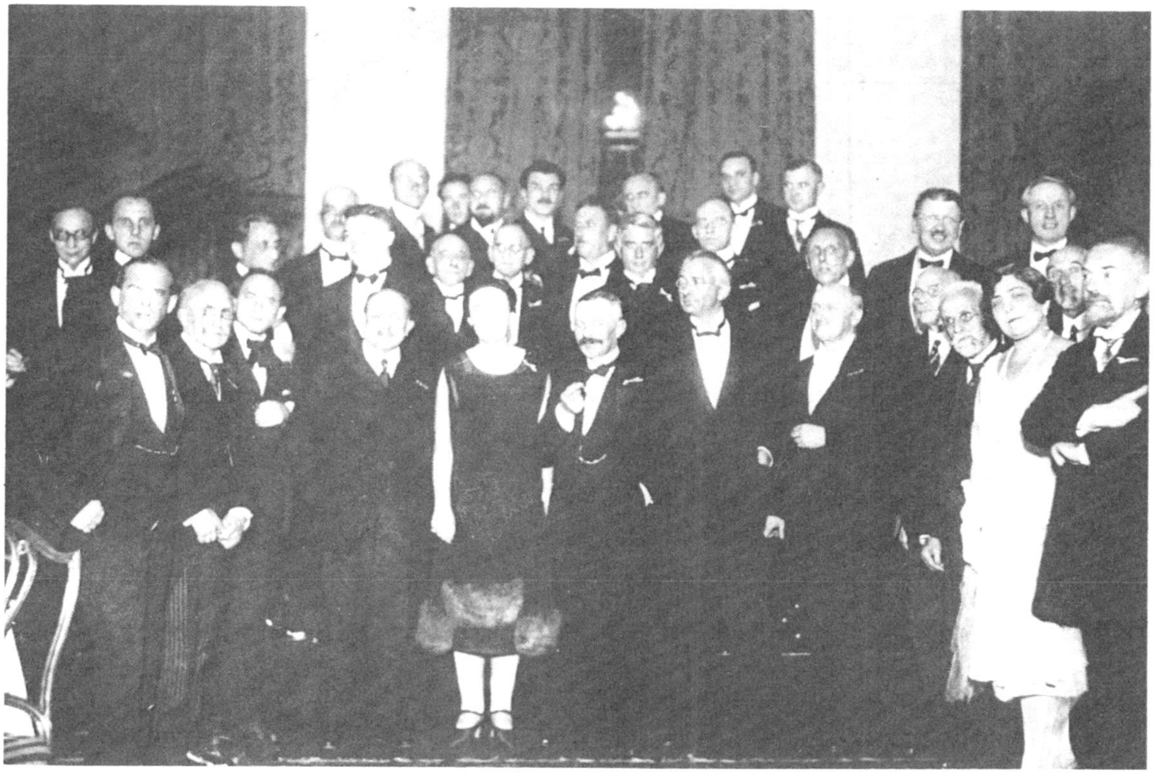

58. Übersicht über das Programm des Berliner Kongresses.

59. Teilnehmer des Berliner Kongresses.

60. Tagungsband des Berliner Kongresses.

61. Tagungsband des Londoner Kongresses.

60. 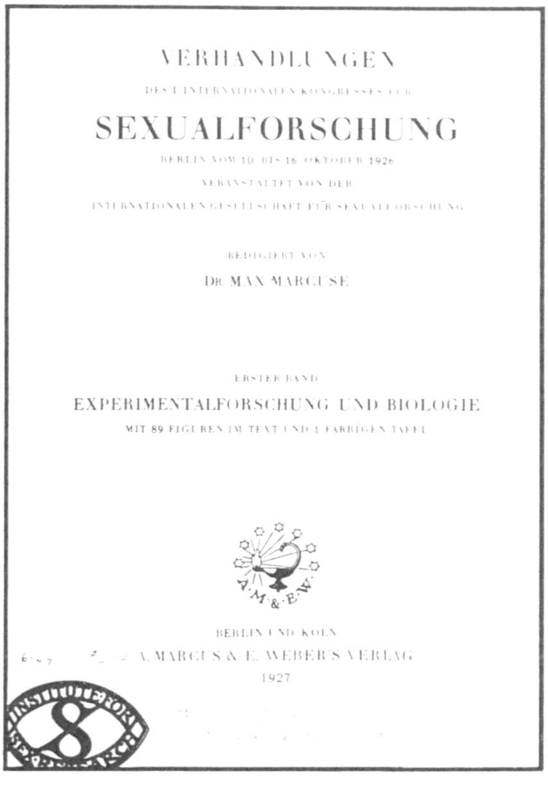

VERHANDLUNGEN

SEXUALFORSCHUNG

DR. MAX MARCUSE

EXPERIMENTALFORSCHUNG UND BIOLOGIE

A. MARCUS & E. WEBERS VERLAG

1927

61. 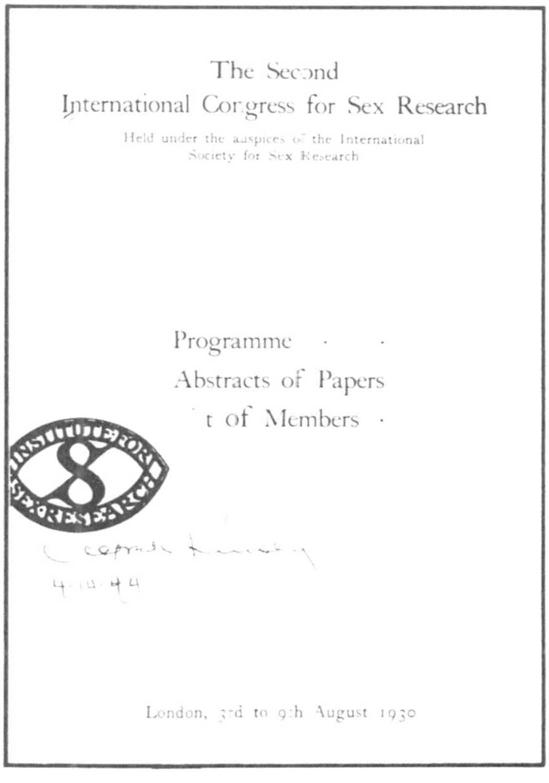

The Second

International Congress for Sex Research

Held under the auspices of the International Society for Sex Research

Programme · ·

Abstracts of Papers

t of Members ·

London, 3rd to 9th August 1930

Eheberatung

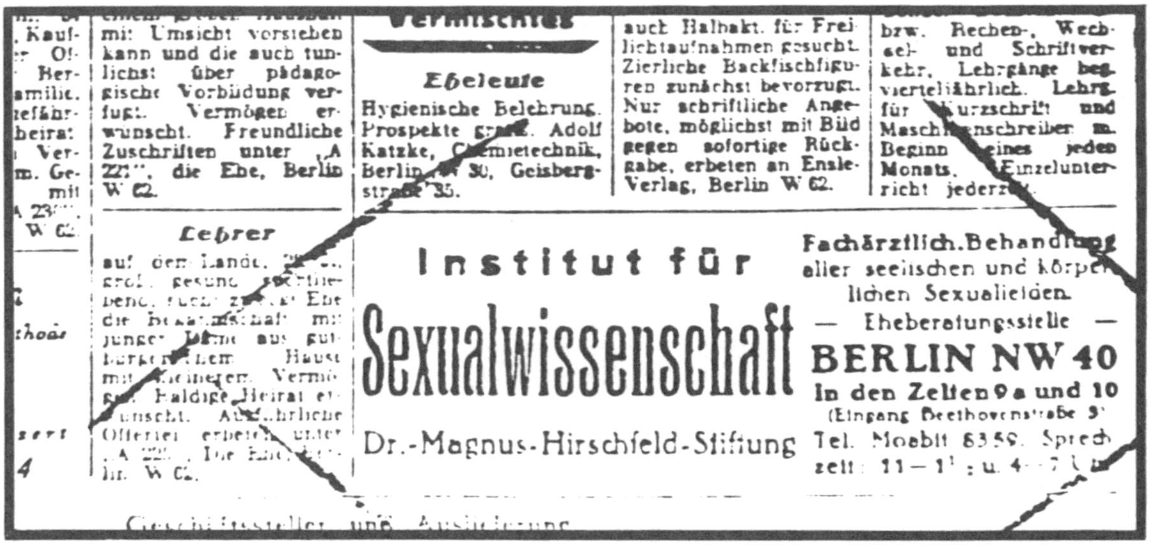

mit Umsicht vorstehen kann und die auch tunlichst über pädagogische Vorbildung verfügt. Vermögen erwünscht. Freundliche Zuschriften unter „A 22..“, die Ehe, Berlin W 62.

Vermischtes

Eheleute

Hygienische Belehrung. Prospekte gratis. Adolf Katzke, Chemietechnik, Berlin W 30, Geisbergstraße 35.

auch Halbakt. für Freilichtaufnahmen gesucht. Zierliche Backfischfiguren zunächst bevorzugt. Nur schriftliche Angebote, möglichst mit Bild gegen sofortige Rückgabe, erbeten an Ensle-Verlag, Berlin W 62.

bzw. Rechen-, Wechsel- und Schriftverkehr. Lehrgänge bzw. vierteljährlich. Lehrg. für Kurzschrift und Maschinenschreiber m. Beginn eines jeden Monats. Einzelunterricht jederzeit.

Lehrer

auf dem Lande, ..., groß, gesund, ... die Ehe ... mit jungem ... aus gutbürgerlichem Hause ... Vermögen. Baldige Heirat erwünscht. Ausführliche Offerten erbeten unter „A 22..“, Die Ehe, Berlin W 62.

Institut für Sexualwissenschaft

Dr.-Magnus-Hirschfeld-Stiftung

Fachärztlich. Behandlung aller seelischen und körperlichen Sexualleiden.

— Eheberatungsstelle —

BERLIN NW 40

In den Zelten 9a und 10

(Eingang Beethovenstraße 3)

Tel. Moabit 8359. Sprechzeit: 11—1 u. 4—7 Uhr

62.

Hirschfelds Institut bot in Berlin erstmals Beratungen für Eheschließende an.

62. Ausschnitt aus „Die Ehe“, einer verbreiteten Zeitschrift, mit einer Anzeige des Instituts für Sexualwissenschaft, 1926.

63. Plakat einer Berliner Eheberatungsstelle der Zwanziger Jahre.

64. „Heirats-Zeugnis“ dieser Beratungsstelle.

65. Karikatur aus der Fachzeitschrift „Medizinische Welt“, 1929.

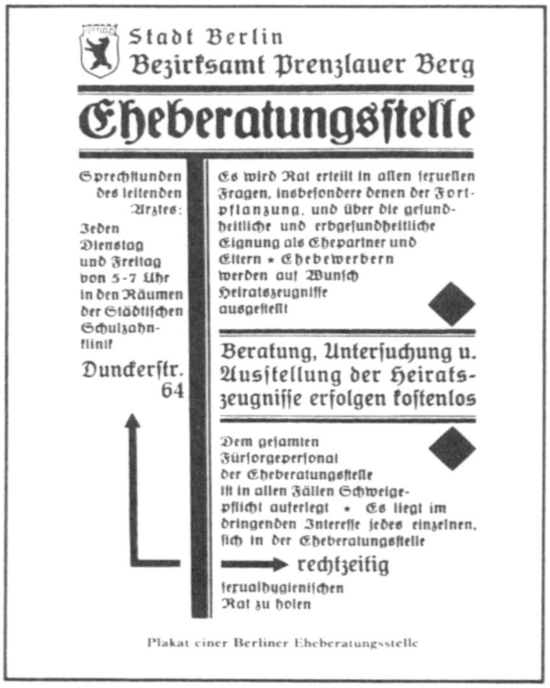

Plakat einer Berliner Eheberatungsstelle

63.

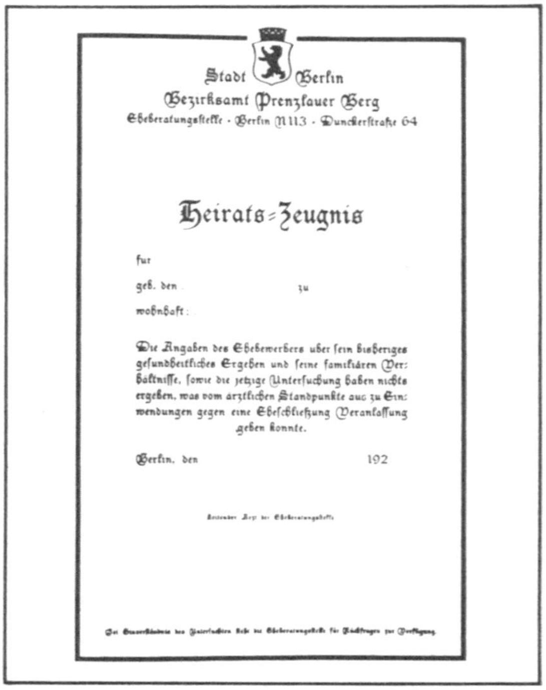

Stadt Berlin

Bezirksamt Prenzlauer Berg

Eheberatungsstelle · Berlin N 113 · Dunckerstraße 64

Heirats-Zeugnis

für

geb. den zu

wohnhaft:

Die Angaben des Ehebewerbers über sein bisheriges gesundheitliches Ergehen und seine familiären Verhältnisse, sowie die jetzige Untersuchung haben nichts ergeben, was vom ärztlichen Standpunkte aus zu Einwendungen gegen eine Eheschließung Veranlassung geben könnte.

Berlin, den 192

64.

Der Sieg der Eheberatung

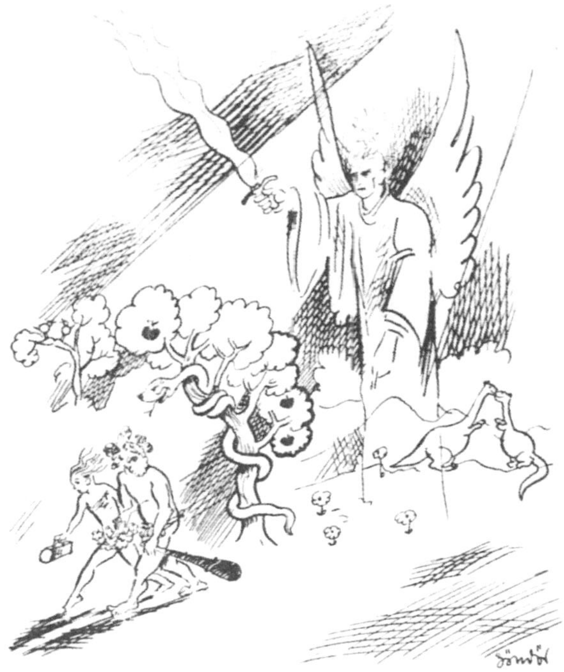

Sie waren einst noch zu naiv
Drum ging die Sache auch so schief
Sie konnten sich nicht lieben
und wurden drum vertrieben.

Seit diese Weisen hier gelehrt
Was für Komplexe sie beschwert
Ist die Vollkommne Ehe
In . . . nächster Nähe.

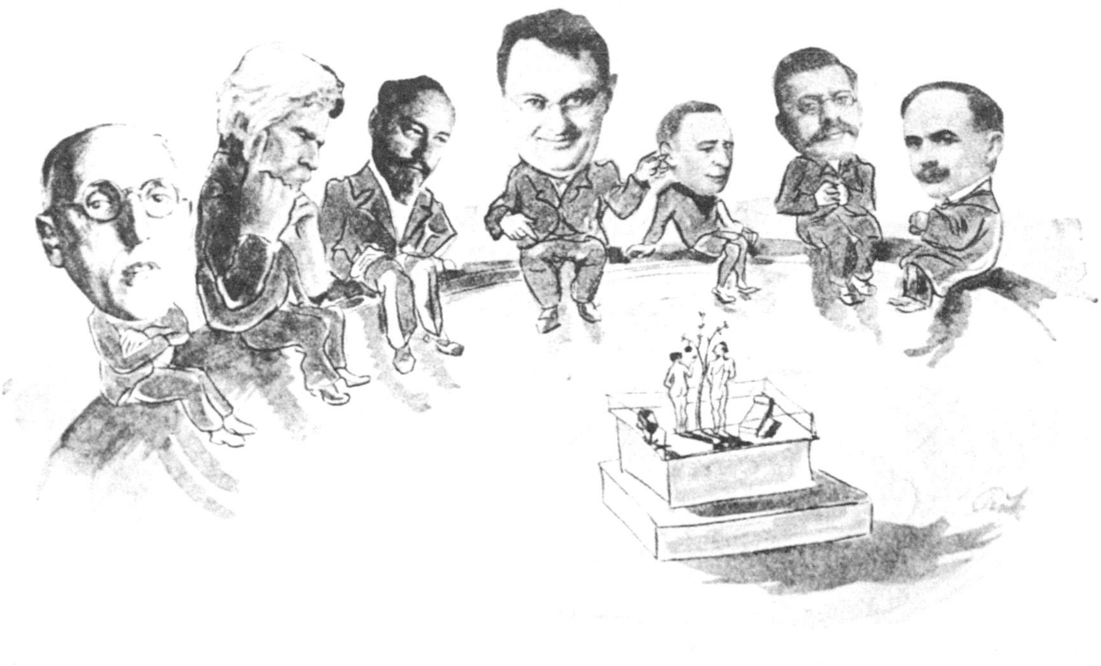

Max Marcuse Havelock Ellis Graf Keyserling Hans Reimann Van de Velde Magnus Hirschfeld Lindsey

65.

Sexualwissenschaft und Film

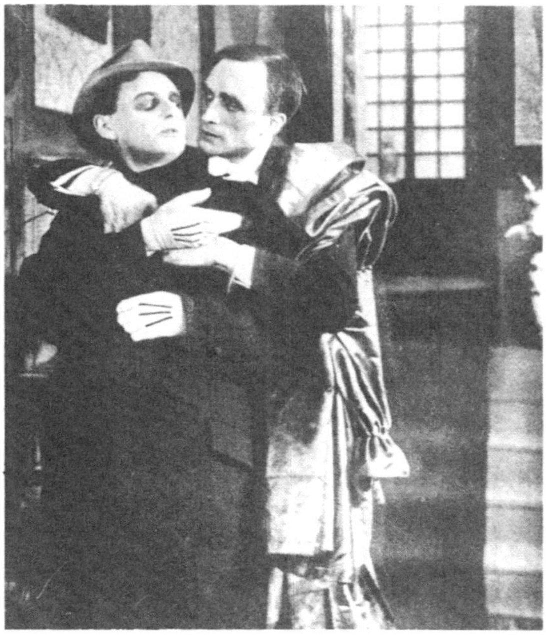

66.

Bloch und Hirschfeld arbeiteten mit Produzenten und Regisseuren sogenannter „Sexueller Aufklärungsfilme" zusammen, in denen Probleme von der Syphilis bis zu Prostitution und Sexualität im Gefängnis behandelt wurden.

Hirschfeld selbst trat in dem 1919 gedrehten Film „Anders als die Andern" auf, einem Plädoyer für eine Reform der Gesetze gegen Homosexualität. In diesem Film spielte Conrad Veidt einen homosexuellen Geiger, der erpreßt wird und Selbstmord begeht.

66. Conrad Veidt in „Anders als die Andern" mit seinem Erpresser Reinhold Schünzel (links).

67. Magnus Hirschfeld, wie er in dem Film „Anders als die Andern" versucht, Conrad Veidt zu beraten.

67.

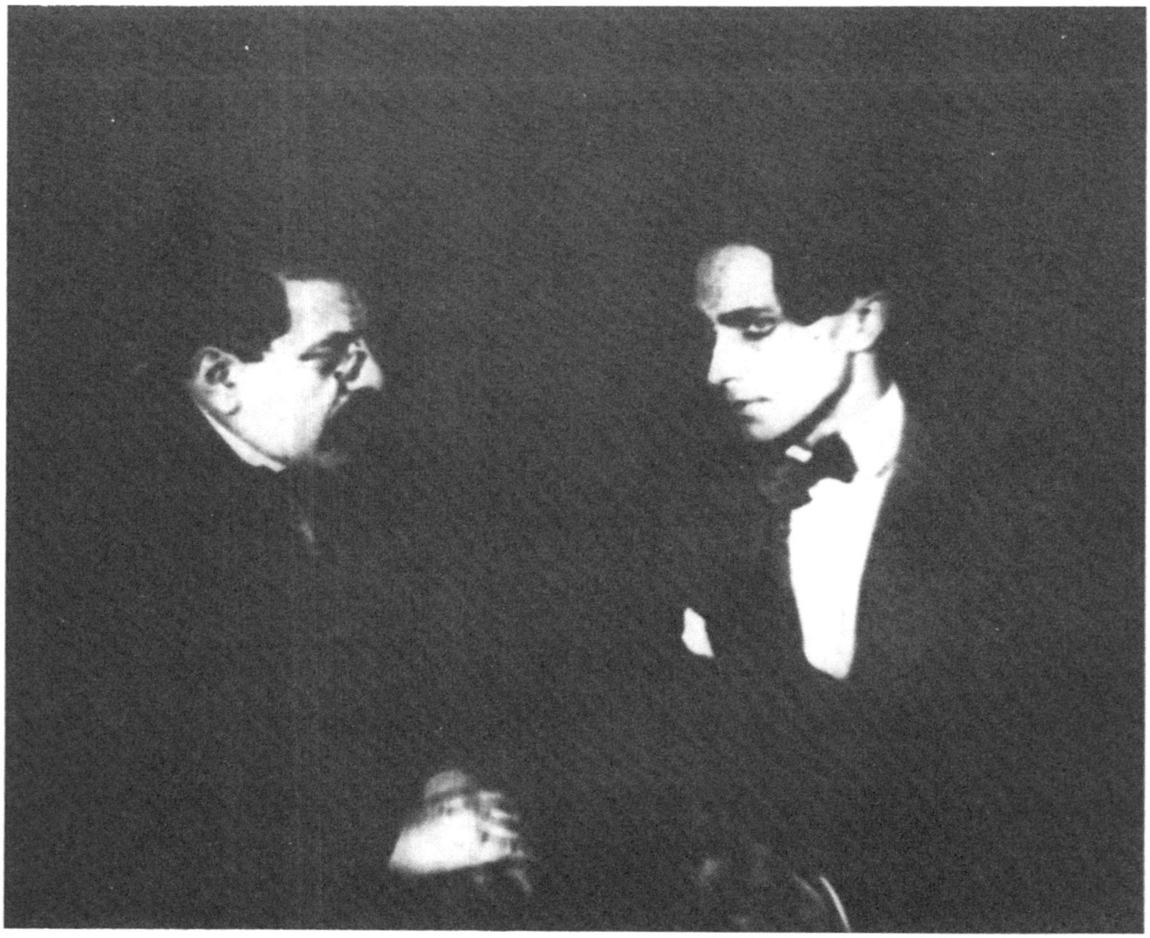

68.

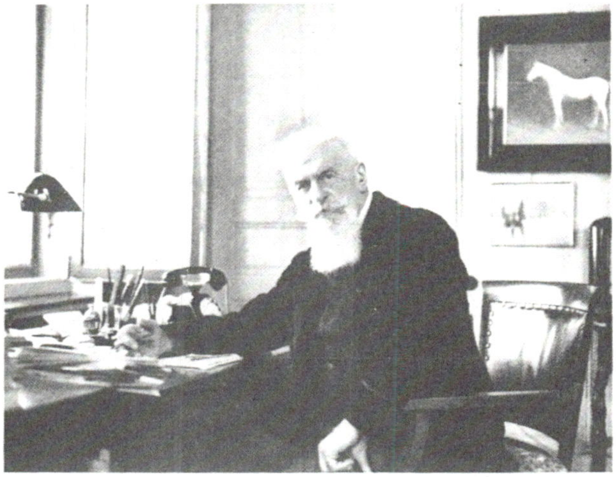

Im Jahre 1923 wurde ein abendfüllender Film gedreht, der die endokrinologischen Studien von Eugen Steinach dokumentierte. Der Film wurde in Berlin mit Unterstützung der Österreichischen Regierung produziert.

68. Eugen Steinach in seinem Arbeitszimmer.

69. Programm des „Steinach-Films".

70. Zeitungsannonce.

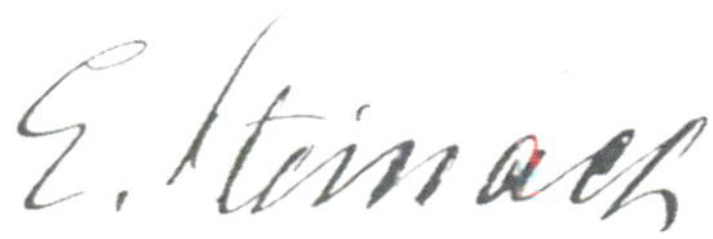

69.

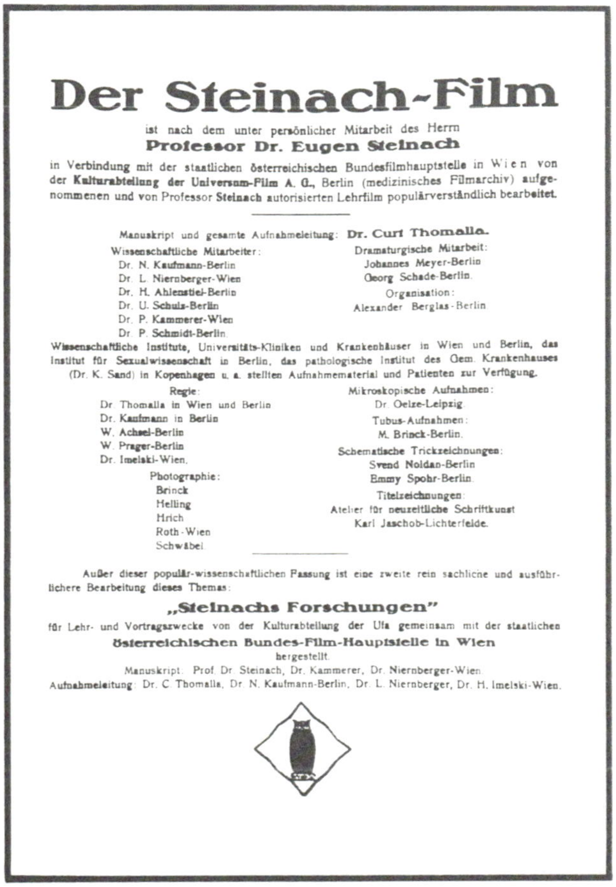

Der Steinach-Film

ist nach dem unter persönlicher Mitarbeit des Herrn

Professor Dr. Eugen Steinach

in Verbindung mit der staatlichen österreichischen Bundesfilmhauptstelle in Wien von der **Kulturabteilung der Universum-Film A. G.**, Berlin (medizinisches Filmarchiv) aufgenommenen und von Professor **Steinach** autorisierten Lehrfilm populärverständlich bearbeitet.

Manuskript und gesamte Aufnahmeleitung: **Dr. Curt Thomalla.**

Wissenschaftliche Mitarbeiter:
Dr. N. Kaufmann-Berlin
Dr. L. Niernberger-Wien
Dr. H. Ahlenstiel-Berlin
Dr. U. Schulz-Berlin
Dr. P. Kammerer-Wien
Dr. P. Schmidt-Berlin.

Dramaturgische Mitarbeit:
Johannes Meyer-Berlin
Georg Schade-Berlin.

Organisation:
Alexander Berglas-Berlin.

Wissenschaftliche Institute, Universitäts-Kliniken und Krankenhäuser in Wien und Berlin, das Institut für Sexualwissenschaft in Berlin, das pathologische Institut des Gem. Krankenhauses (Dr. K. Sand) in Kopenhagen u. a. stellten Aufnahmematerial und Patienten zur Verfügung.

Regie:
Dr. Thomalla in Wien und Berlin
Dr. Kaufmann in Berlin
W. Achsel-Berlin
W. Prager-Berlin
Dr. Imelski-Wien.

Photographie:
Brinck
Helling
Hrich
Roth-Wien
Schwäbel.

Mikroskopische Aufnahmen:
Dr. Oelze-Leipzig.

Tubus-Aufnahmen:
M. Brinck-Berlin.

Schematische Trickzeichnungen:
Svend Noldan-Berlin
Emmy Spohr-Berlin.

Titelzeichnungen:
Atelier für neuzeitliche Schriftkunst
Karl Jaschob-Lichterfelde.

Außer dieser populär-wissenschaftlichen Fassung ist eine zweite rein sachliche und ausführlichere Bearbeitung dieses Themas:

„Steinachs Forschungen"

für Lehr- und Vortragszwecke von der Kulturabteilung der Ufa gemeinsam mit der staatlichen

österreichischen Bundes-Film-Hauptstelle in Wien

hergestellt.

Manuskript: Prof. Dr. Steinach, Dr. Kammerer, Dr. Niernberger-Wien.
Aufnahmeleitung: Dr. C. Thomalla, Dr. N. Kaufmann-Berlin, Dr. L. Niernberger, Dr. H. Imelski-Wien.

70.

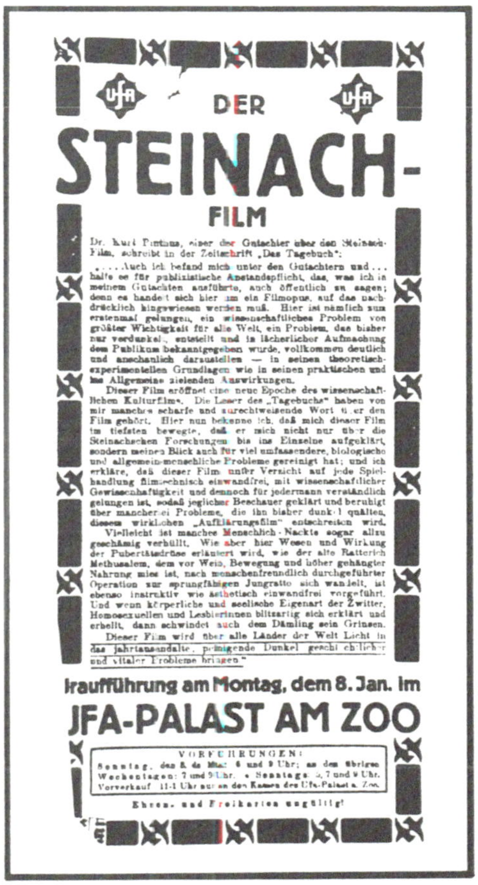

DER

STEINACH-FILM

Dr. Kurt Pinthus, einer der Gutachter über den Steinach-Film, schreibt in der Zeitschrift „Das Tagebuch":

„. . . . Auch ich befand mich unter den Gutachtern und . . . halte es für publizistische Anstandspflicht, das, was ich in meinem Gutachten ausführte, auch öffentlich zu sagen; denn es handelt sich hier um ein Filmopus, auf das nachdrücklich hingewiesen werden muß. Hier ist nämlich zum erstenmal gelungen, ein wissenschaftliches Problem von größter Wichtigkeit für alle Welt, ein Problem, das bisher nur verdunkelt, entstellt und in lächerlicher Aufmachung dem Publikum bekanntgegeben wurde, vollkommen deutlich und anschaulich darzustellen — in seinen theoretisch-experimentellen Grundlagen wie in seinen praktischen und ins Allgemeine zielenden Auswirkungen.

Dieser Film eröffnet eine neue Epoche des wissenschaftlichen Kulturfilms. Die Leser des „Tagebuchs" haben von mir manches scharfe und zurechtweisende Wort über den Film gehört. Hier nun bekenne ich, daß mich dieser Film im tiefsten bewegte, daß er mich nicht nur über die Steinachschen Forschungen bis ins Einzelne aufgeklärt, sondern meinen Blick auch für viel umfassendere, biologische und allgemein-menschliche Probleme gereinigt hat; und ich erkläre, daß dieser Film unter Verzicht auf jede Spielhandlung filmtechnisch einwandfrei, mit wissenschaftlicher Gewissenhaftigkeit und dennoch für jedermann verständlich gelungen ist, sodaß jeglicher Beschauer geklärt und beruhigt über mancherlei Probleme, die ihn bisher dunkel quälten, diesem wirklichen „Aufklärungsfilm" entschreiten wird.

Vielleicht ist manches Menschlich-Nackte sogar allzu geschämig verhüllt. Wie aber hier Wesen und Wirkung der Pubertätsdrüse erläutert wird, wie der alte Ratterich Methusalem, dem vor Weib, Bewegung und höher gehängter Nahrung mies ist, nach menschenfreundlich durchgeführter Operation zur sprungfähigen Jungratte sich wandelt, ist ebenso instruktiv wie ästhetisch einwandfrei vorgeführt. Und wenn körperliche und seelische Eigenart der Zwitter, Homosexuellen und Lesbierinnen blitzartig sich erklärt und erhellt, dann schwindet auch dem Dämling sein Grinsen.

Dieser Film wird über alle Länder der Welt Licht in das jahrtausendalte, peinigende Dunkel geschlechtlicher und vitaler Probleme bringen."

[illegible]raufführung am Montag, dem 8. Jan. im

[illegible]FA-PALAST AM ZOO

VORFÜHRUNGEN:
Sonntag, den 8. [illegible] 6 und 9 Uhr; an den übrigen Wochentagen: 7 und 9 Uhr. Sonntags: 5, 7 und 9 Uhr.
Vorverkauf 11-1 Uhr nur an den Kassen des Ufa-Palast a. Zoo.

Ehren- und Freikarten ungültig!

Die Kampagne der Nationalsozialisten gegen Hirschfeld

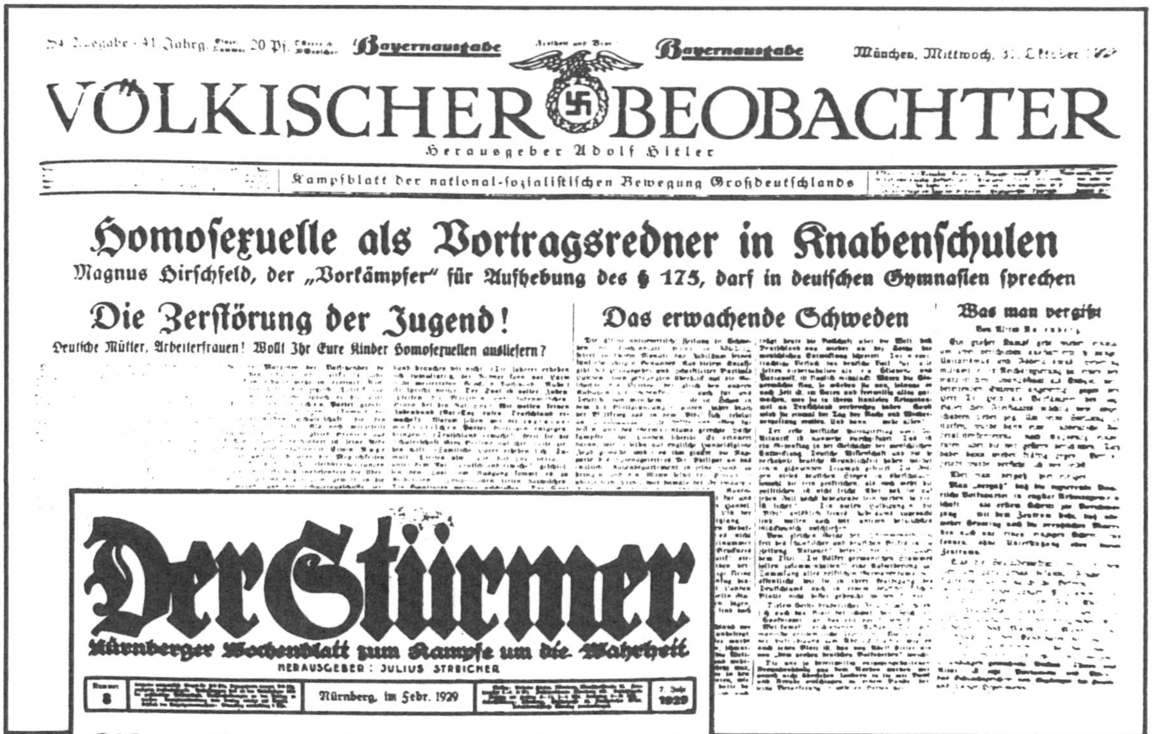

Bayernausgabe

München, Mittwoch

VÖLKISCHER BEOBACHTER

Herausgeber Adolf Hitler

Kampfblatt der national-sozialistischen Bewegung Großdeutschlands

Homosexuelle als Vortragsredner in Knabenschulen

Magnus Hirschfeld, der „Vorkämpfer" für Aufhebung des § 175, darf in deutschen Gymnasien sprechen

Die Zerstörung der Jugend!

Deutsche Mütter, Arbeiterfrauen! Wollt Ihr Eure Kinder Homosexuellen ausliefern?

Das erwachende Schweden

Was man vergißt

71.

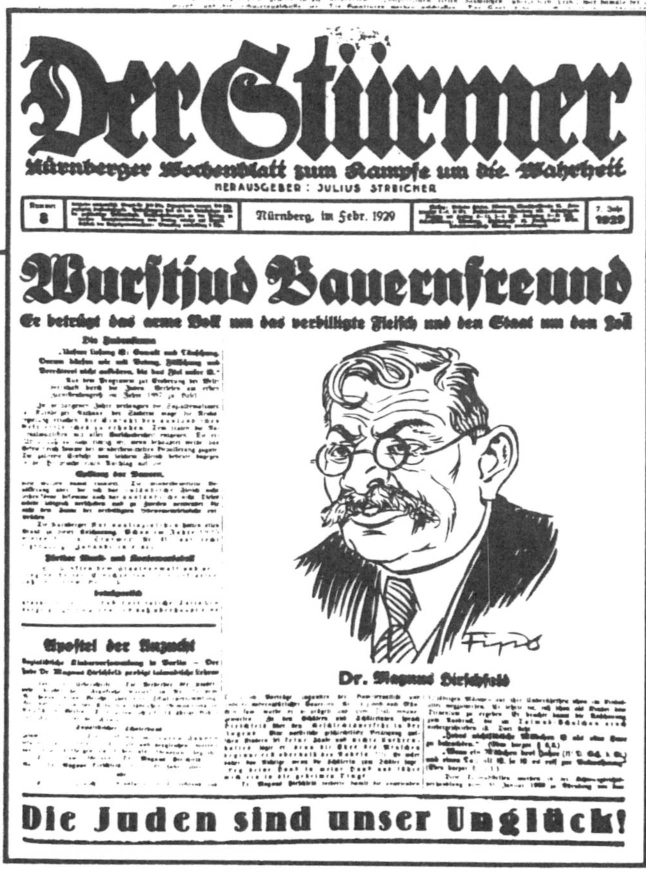

Der Stürmer

Nürnberger Wochenblatt zum Kampfe um die Wahrheit

HERAUSGEBER: JULIUS STREICHER

Nürnberg, im Febr. 1929

Wurstjud Bauernfreund

Er betrügt das arme Volk um das verbilligte Fleisch und den Staat um den Zoll

Dr. Magnus Hirschfeld

Apostel der Unzucht

Die Juden sind unser Unglück!

72.

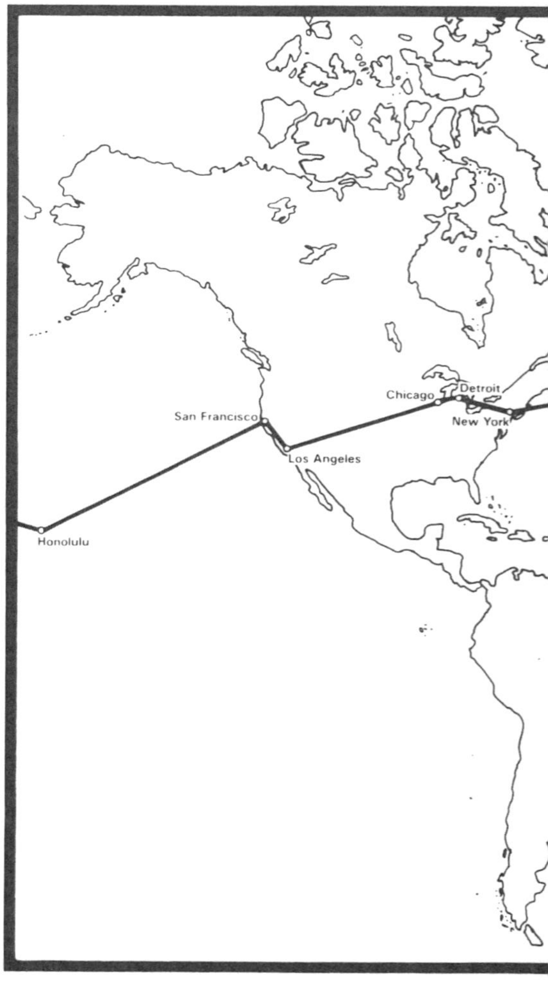

73.

73. Im Jahre 1930 konnte Hirschfeld nicht länger in Deutschland bleiben. Er begab sich daher auf eine ausgedehnte Weltreise, in der Hoffnung, die nationalsozialistische Bedrohung fände ein baldiges Ende. Diese Hoffnung erfüllte sich nicht, und Hirschfeld kehrte nie wieder nach Deutschland zurück.

Bereits 1920 hatten die Nationalsozialisten einen Anschlag auf ihn unternommen, bei dem sie ihn getötet zu haben glaubten. Er konnte daher später in den Zeitungen seinen eigenen Nachruf lesen. Die nationalsozialistische Presse setzte ihre Angriffe während der Zwanziger Jahre fort, und im Laufe der Zeit wurden immer mehr Vorlesungen Hirschfelds durch Störtrupps der Nazis unterbrochen. Er konnte daher öffentlich nicht mehr auftreten.

71. Das offizielle Organ der NSDAP, 31. 10. 1928.

72. Titelblatt des „Stürmer" aus dem Jahre 1929.

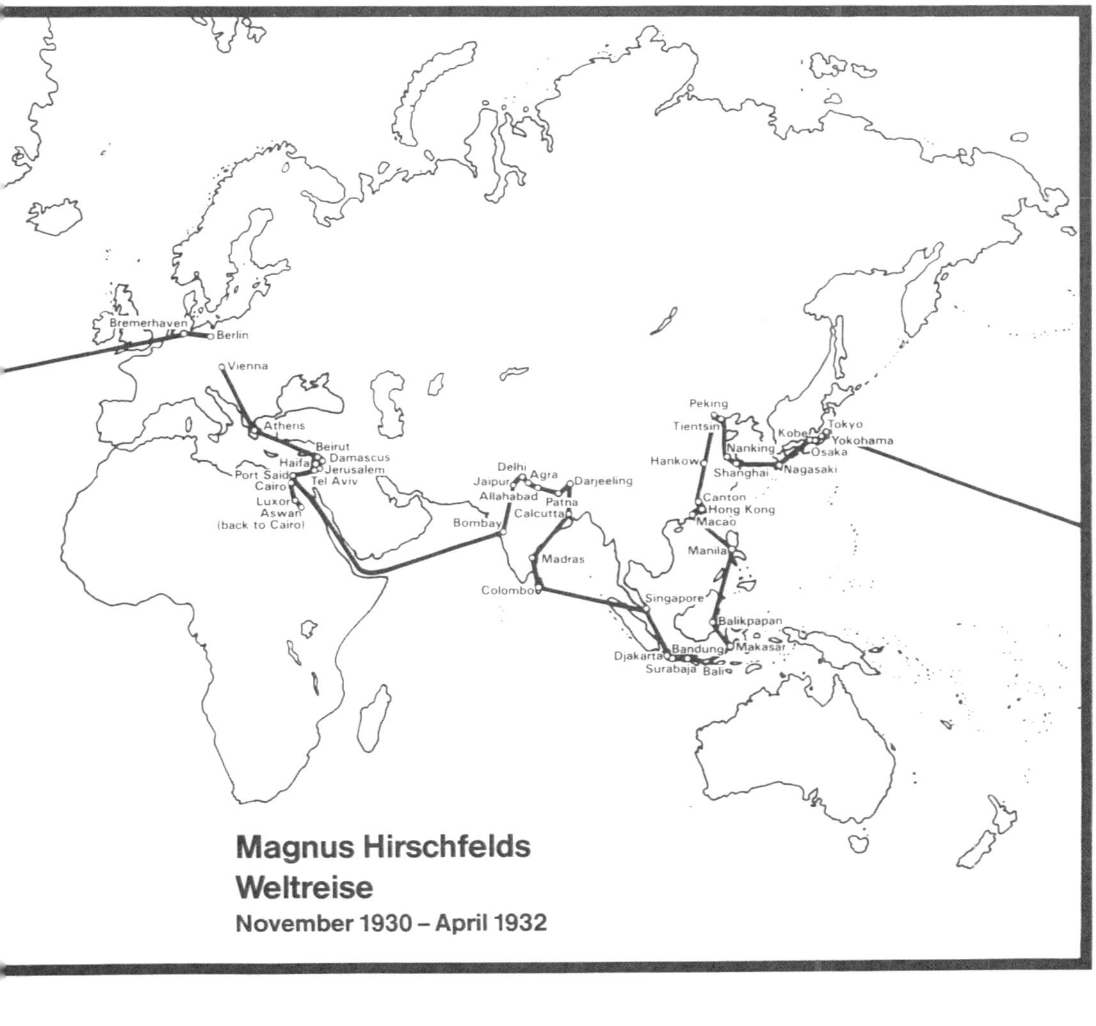

Magnus Hirschfelds Weltreise
November 1930 – April 1932

CHICAGO HERALD AND EXAMINER--- A

cans Incomes of 55 La

Hirschfeld Asks Scientific Sex View, Not Theological

German Expert Likes Magistrates' Attitude in U. S. Courts

By Dr. Magnus Hirschfeld,
World-Famous Advocate of Sex Reform, Eminent German Authority on the Manifestations of Love, Who Has Often Been Called "The Einstein of Sex."
In a Dialogue With George Sylvester Viereck.

PRESENT—Dr. Magnus Hirschfeld and the Interviewer.

PLACE—The library of the Interviewer on Riverside drive, New York. On the wall, pictures of many celebrities, including Roosevelt, Marconi, the Kaiser, Einstein, Conan Doyle, Mussolini, Foch, Joffre, Clemenceau, Steinach, Voronoff and Dr. Hirschfeld.

Dr. Magnus Hirschfeld, whose benignant smile redeems the ferocity of his bushy mustache, rests in an easy chair after prolonged visits to the Women's Court, the Night Court and other metropolitan institutions where magistrates mete out justice.

Liberal Spirit Amazing

HIRSCHFELD: I am pleased and astonished by the liberal spirit which prevails in your magistrates' courts. I have "sat in" with a number of judges. I have talked to them and closely watched the cases that come up before them. Their decisions and their attitude toward the defendants appearing before them demonstrate an extraordinary understanding of the vagaries of the human heart. **The judges seem to me more humane than the law. They are certainly more humane than the police.**

I: You cannot expect policemen to be familiar with the mysteries of sex expounded by Krafft-Ebing, Havelock Ellis and yourself.

HIRSCHFELD (smiling gently): Of course not. The entire science of sex is comparatively young. Sex science was the last of the sci-

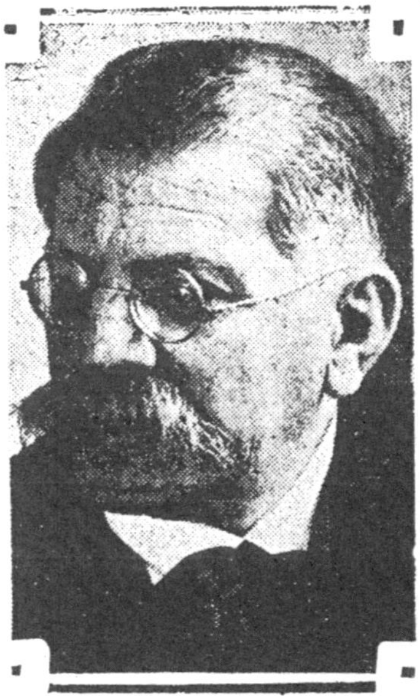

Dr. Magnus Hirschfeld.

I: Surely the law must be enforced?

HIRSCHFELD (shrugging his shoulders): Our moral code is largely the product of climate and chance. It is not always possible to draw a line where the permissible ends. A historical survey of the laws prevailing at different times in one society and a geographical survey of the laws prevailing in different societies at any one time reveal surprising variations.

Moral Code Varies

No objective principles have yet been established in matters governing the love life of the world. Until the age of enlightenment at the end of the eighteenth century set in, many minor sex offenses were punishable with death. After the French revolution they ceased to be regarded as crimes or misdemeanors.

The attitude of society toward

Moral Code Largely Result of Fate and Climate, He Declares

No oath should be required from the defendant.

I: What do you think of our penal system and our prisons?

HIRSCHFELD: On my tour of inspection of Welfare Island and the Tombs I was struck by the kindliness of some of the guards to their prisoners. But I was shocked by the physical condition of the cells, which hardly allow one-third of the space necessary for the decencies of life to the prisoners.

You should throw open your prisons to the modern spirit. In Russia the prison authorities experiment with "week-end vacations" for convicts. These vacations enable the prisoners to attend to urgent business and to visit their families. There is no reason why wives should suffer by being deprived for a long term of their husbands. Morality in the home and the prison profits from the Russian innovation. Revolutionary as it may seem, it works.

Disease Breeds Crime

I: Is crime not always the product of disease?

HIRSCHFELD: Most habitual criminals are physically and psychically defective.

Your judges are as lenient as possible with the wayward girl and other offenders of this description. But leniency should not depend upon the whim of the intelligence or the good humor of the magistrate.

I: How would you remedy the situation?

HIRSCHFELD: Your courts need medical experts thoroughly familiar with all the physical and psychic factors involved, to whom the judge can turn for advice. If a medical expert of wide experience had the opportunity to examine offenders, he would be able to determine whether their condition is amenable to medical treatment.

74.

75.

)DING
leads her
r divorce
tship.

San Francisco Examiner

AMERICA FIRST

American Paper for American People

Monarch of the Dailies

REG. U.S. PAT. OFF.

SAN FRANCISCO, FEBRUARY 25, 1931

GIRL DESCRIBES SHOOTING OF THORNEWILL

Witness Declares Wife Burst Into Cabin With Gun in Hand and Fired Upon Husband

SANTA CRUZ, Feb. 24.—With dramatic effect the prosecution closed its case today against Mrs. Helene Thornewill, charged with the murder of her husband, Leslie A. Thornewill.

The drama was furnished by the State's star witness, Gertrude Smith, one of the three young women who attended the party in the mountain cabin of Milton Main on the night of December 29, when the fatal shooting occurred.

Describes Shooting

She pictured Mrs. Thornewill as bursting in upon the party in a jealous rage, revolver in hand, and opening fire upon Thornewill after a brief exchange of words.

A loud banging on the door was the first hint that the wife was on the scene, Mrs. Smith declared. She testified:

"I was in the kitchen with Milton Main, Mrs. Patricia Ross and Thornewill. Main opened the door. Mrs. Thornewill rushed in. There was a gun in her hand. Her face was white and her mouth in a straight line.

"Pointed Gun at Me"

"She walked straight across to Thornewill, who was leaning against a table, and said: 'Les, you're going home with me.'

Prudery Hit

DR. MANGUS HIRSCHFELD, noted German scientist, who deplores American attitude on sex matters.

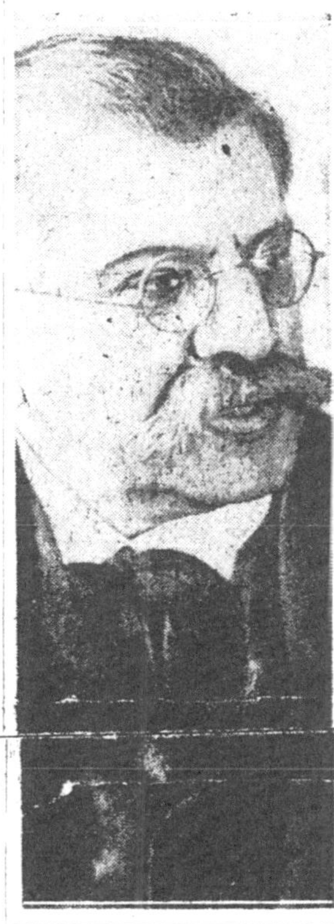

HYPOCRISY IN U. S. FLAYED BY DR. HIRSCHFELD

Prudery Deplored by Visiting German Scientist; Prohibition Declared "Great Corruption"

Sex ideas of the American people are based on old taboos. Prudery and hypocrisy in this country are too great to permit frank consideration of sex problems.

Dr. Magnus Hirschfeld, German scientist of international repute, indicted this country on a count of hypocrisy when he arrived yesterday at the St. Francis Hotel. Yet the indictment was not a bitter one.

Gray haired, placid, kindly, the learned doctor apologized for his criticism. Yet he said:

"I have a great admiration for the American people, in the three months I have been here. I see a great desire of the people to have more knowledge.

Great Corruption

"The same as prohibition, the Anthony Comstock laws against information about sex and birth control have had broad consequences. It is not the right way. Before I came to America, I was more for prohibition. Now I see it is a great corruption.

"The only way we can change people is by enlightenment and betterment of social conditions. The truth is not indecent. Only through pure truth can we have true purity. You speak in whispers of sex, and in an unscientific way.

"It is time sex relationship was taken out of theological hands. I am convinced that Bishop Manning is a good man, but I am not convinced that he is the right expert in sex matters."

Source of Movement

With Havelock Ellis and August Forel, Doctor Hirschfeld heads the World League for Sexual Reform on a Scientific Basis.

He became interested in the matter when, 38 years ago, he returned to Europe from the Chicago World's Fair, and found England in a turmoil over the avowed irregularities of the poet, Oscar Wilde. He said:

"A few of us said that jail was no help for such cases.

'We organized the Scientific Humanitarian Committee. Since that time, Europe has advanced a long way from its prudery. In thirty-five more years, America will advance."

Doctor Hirschfeld is on a lecture tour in this country. He will speak over KFRC tomorrow at 5:45, and may give a lecture before he sails March 5 for Tokio.

JURY'S PAVING INQUIRY PUSHED

To speed the investigation of the Mountain View patent paving situation, District Attorney Fred Thomas yesterday asked the Santa Clara County Grand Jury to appoint a special jury committee to work with him.

The report on the audit of the books of the Mountain View city council, expected yesterday, will be made within a few days, Hubert Hood, San Jose accountant, told Thomas.

Whatever Hood's findings, Thomas declared, he will go ahead with the investigation requested by citizens who complained that a ruinous patent-paving program was forced upon the town.

More than $600,000 worth of Warrenite paving was laid during a five-year period, city council records showed.

It's Dangerous to Call Man Ex-Dry!

Bei seiner Ankunft in New York wurde Hirschfeld von einem auserlesenen Empfangskomitee begrüßt. Er gab einige Interviews und hielt einige Vorträge, dann reiste er weiter nach Detroit und Chicago.

74. Zeitungsausschnitt eines Interviews von Hirschfeld in Chicago, in dem er sich vor allem zu Fragen der Sexualgesetzgebung, der Sexualrechtsprechung und des Strafvollzugs in den Vereinigten Staaten äußert.

In San Francisco besuchte Hirschfeld alte Freunde, unter denen der Urologe Viktor G. Vecki war, und sprach im örtlichen Rundfunk. Er besuchte das Gefängnis San Quentin und führte ein Gespräch mit Mooney und Billings, die in einem berühmten Arbeitsgerichtsverfahren verurteilt worden waren. Hirschfeld war von ihrer Unschuld überzeugt und unterschrieb eine Petition für ihre Freilassung.

75. Titelblatt des „San Francisco Examiner" vom 25. Februar 1931 mit einem Artikel, in dem Hirschfeld sich gegen offizielle Doppelmoral und Prüderie in den USA wendet.

Hirschfeld in Japan und China

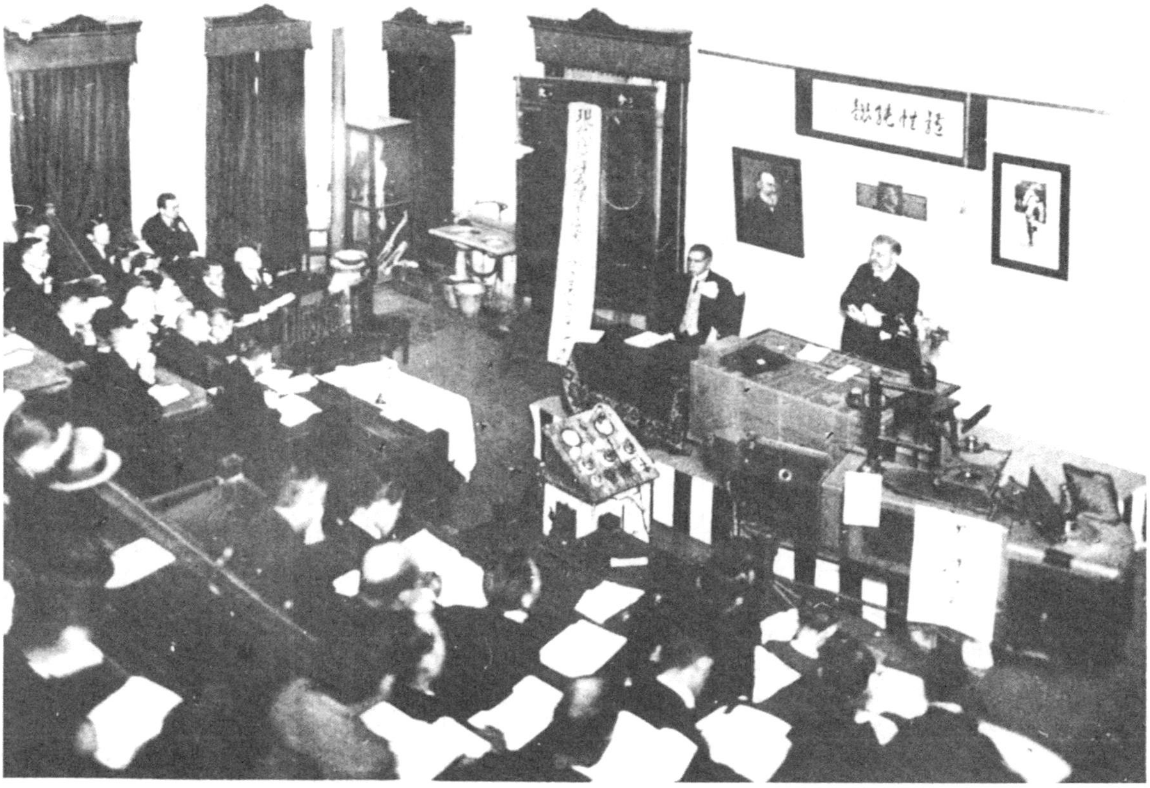

76.

Auf Einladung von Professor Keijo Dohi (links von Hirschfeld, unter dem Porträt Albert Neissers sitzend) hielt Hirschfeld ein Referat auf einem Dermatologen-Kongreß in Tokio (1931).

76. Der Hörsaal während Hirschfelds Ansprache.

In China hielt Hirschfeld Vorlesungen an allen nationalen chinesischen Universitäten. In Peking und Nanking war das Publikum besonders zahlreich, an der Sun-Yat-Sen-Universität in Kanton nahmen über 1000 Studenten an seiner Vorlesung teil.

77. Hirschfeld mit Mitgliedern des Chinesischen Frauenvereins in Schanghai.

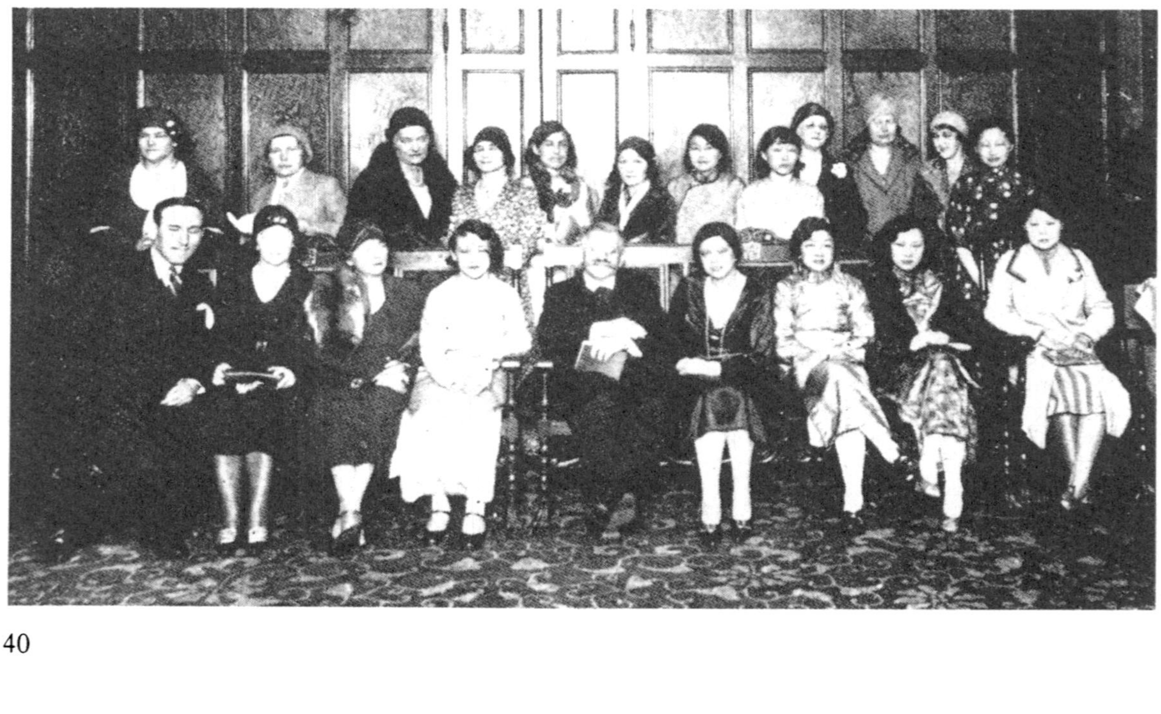

77.

78.

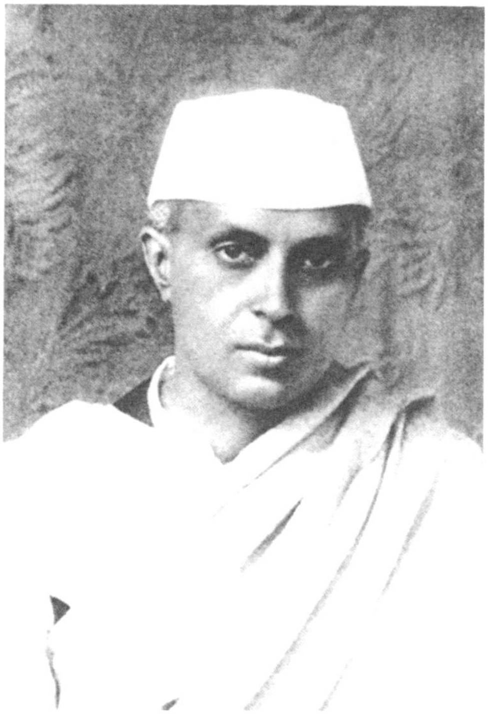

78. Jawaharlal Nehru.

Hirschfeld war in Allahabad Gast Nehrus, in dessen Haus er das Zimmer bewohnte, das gewöhnlich für Gandhi reserviert war. Nehru schrieb in Hirschfelds Tagebuch:

> *„Es war mir eine Freude, Dr. Hirschfeld wiederzutreffen, dessen Bekanntschaft ich vor vier Jahren in Berlin gemacht habe. Deutschland und Indien haben viele kulturelle Bande geknüpft, Indien ist Deutschland in vieler Hinsicht verpflichtet. Ein deutscher Gelehrter wie Dr. Hirschfeld ist deshalb in unserem Land willkommen, und obwohl wir vielleicht durch den Kampf um unsere Befreiung ganz in Anspruch genommen sind, werden wir nicht vergessen, daß unsere Unabhängigkeit auch zu einem erfüllteren Leben und zu breiteren Kontakten mit den Denkern anderer Länder führen muß."*

79. Ankündigung eines Vortrages in Kalkutta: „Einführung in die Sexualwissenschaft, ein neues und wichtiges Fachgebiet".

THE Council of the Asiatic Society of Bengal requests the pleasure of your company at the Society's Rooms on Friday, October 2nd, 1931, at 6 p.m., on the occasion of a lecture illustrated by lantern slides.

LECTURER: DR. MAGNUS HIRSCHFELD, *Director, Institute for Sexology, Berlin.*

SUBJECT: AN INTRODUCTORY OUTLINE OF SEXOLOGY, A NEW AND IMPORTANT SCIENCE.

1, Park Street,
Calcutta.

79.

Die Zerstörung des Hirschfeld-Instituts durch die Nationalsozialisten (1933)

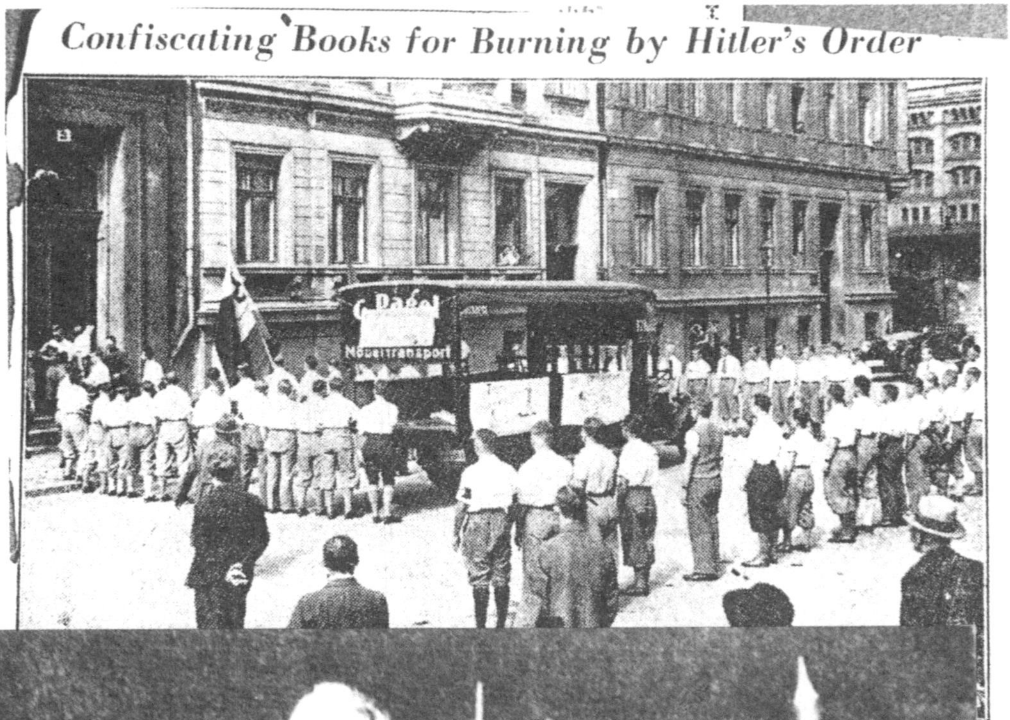

80.

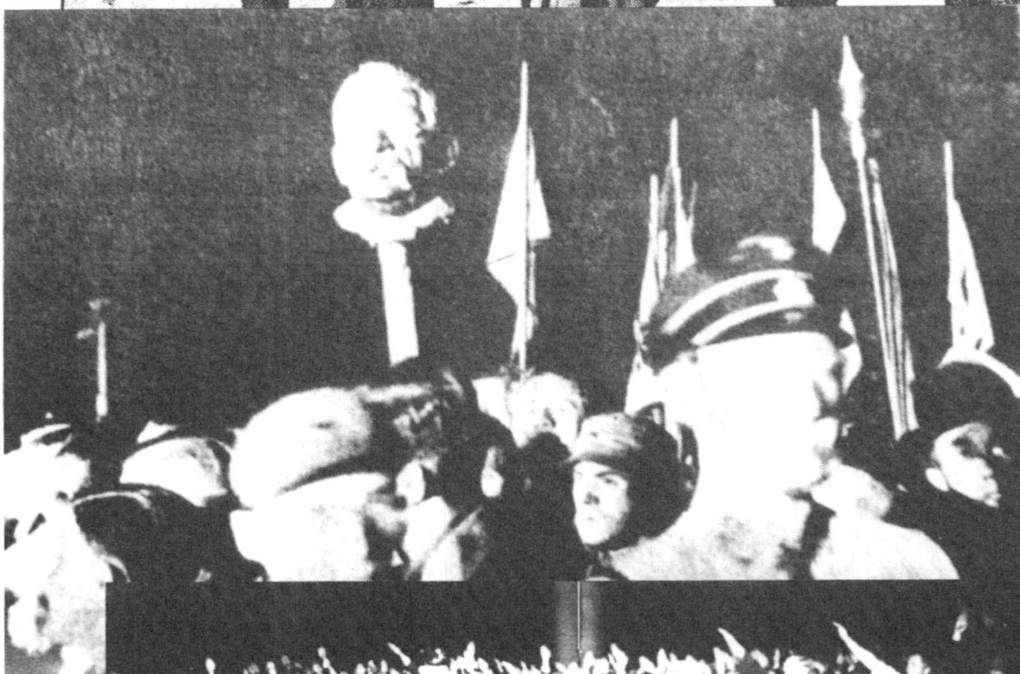

81.

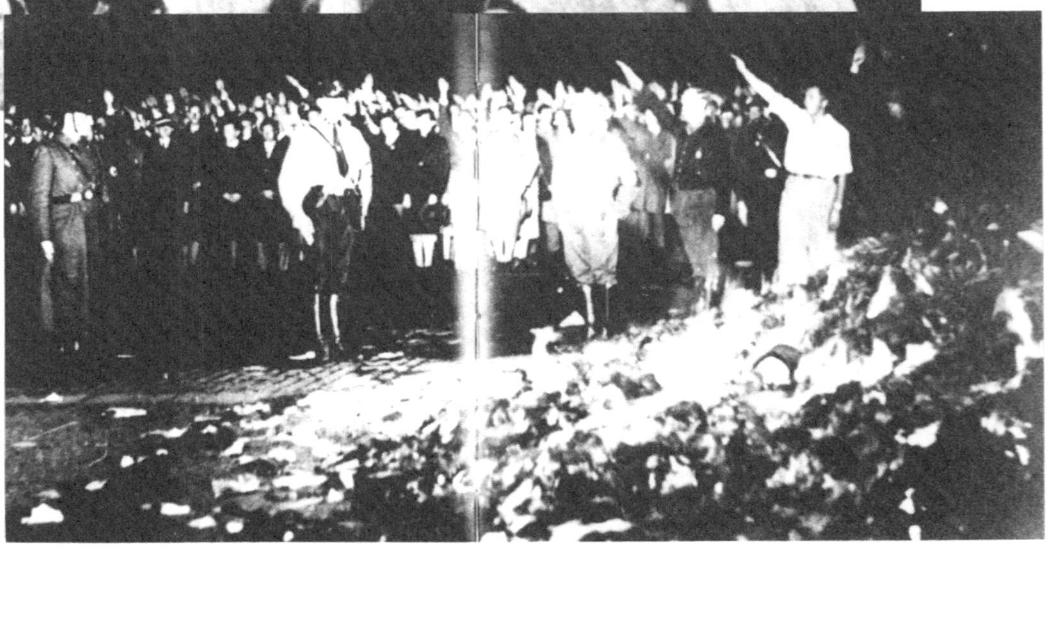

82.

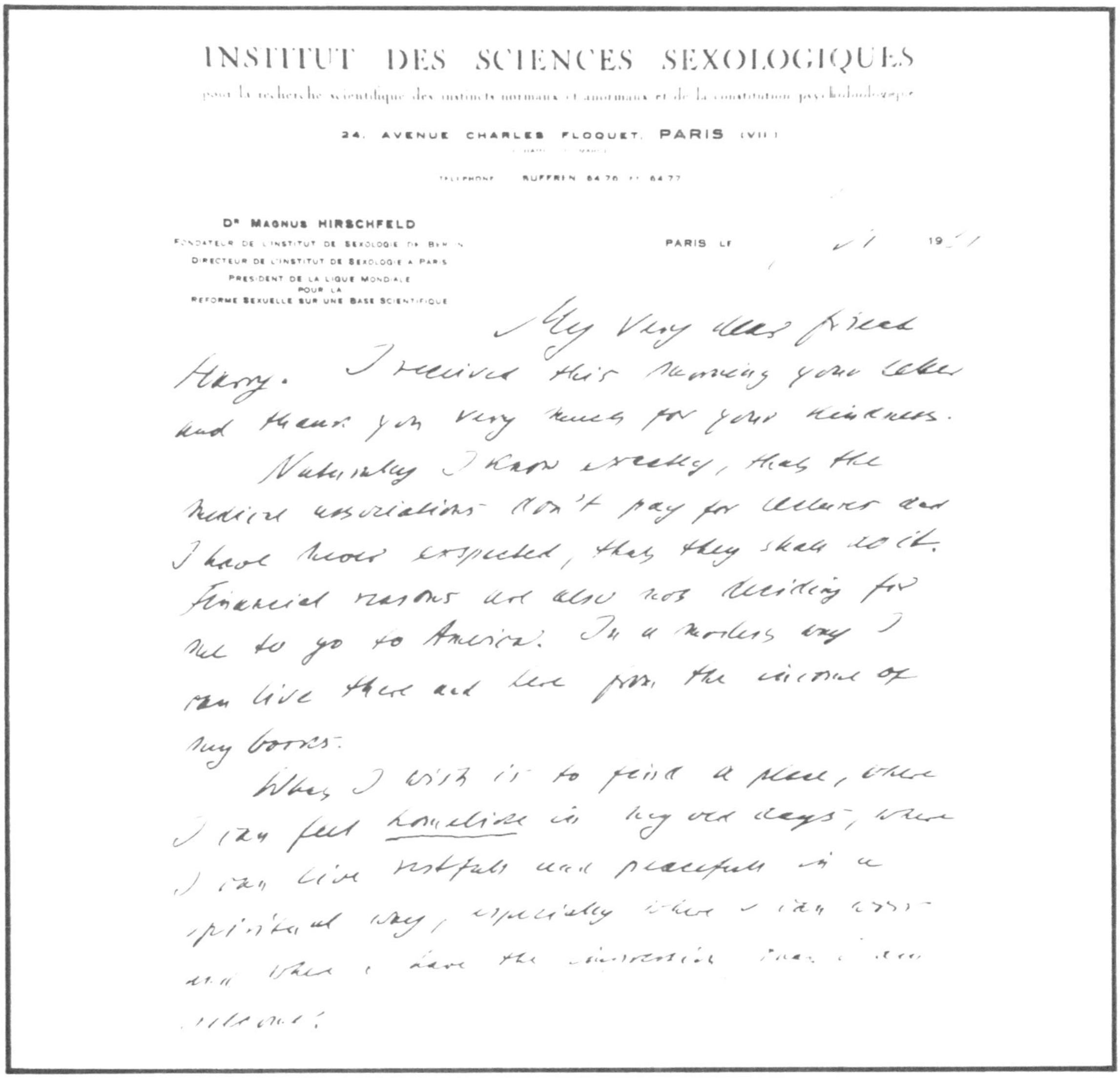

INSTITUT DES SCIENCES SEXOLOGIQUES

24, AVENUE CHARLES FLOQUET, PARIS (VII)

TELEPHONE SUFFREN 84-70 84-77

Dr MAGNUS HIRSCHFELD
FONDATEUR DE L'INSTITUT DE SEXOLOGIE DE BERLIN
DIRECTEUR DE L'INSTITUT DE SEXOLOGIE A PARIS
PRESIDENT DE LA LIGUE MONDIALE POUR LA REFORME SEXUELLE SUR UNE BASE SCIENTIFIQUE

PARIS LE ... 19..

My very dear friend Harry. I received this morning your letter and thank you very much for your kindness.

Naturally I know exactly, that the medical associations don't pay for lectures and I have never expected, that they shall do it. Financial reasons are also not deciding for me to go to America. In a modest way I can live there and here from the income of my books.

What I wish is to find a place, where I can feel homelike in my old days, where I can live restfully and peacefully in a spiritual way, especially where I can work and where I have the impression that I am welcome.

83.

80. Am 6. Mai 1933 drang eine organisierte Gruppe nationalsozialistischer Studenten in das Berliner Institut für Sexualwissenschaft ein, zerstörte dessen Sammlungen, stahl alle Dokumente und schaffte die Bibliothek weg, um sie zu verbrennen. Die Aktion, die den ganzen Tag über dauerte, war militärisch organisiert.

Das Institut wurde danach geschlossen und später als Bürohaus der Nationalsozialisten wieder eröffnet.

81. Hirschfelds Büste wird vom nationalsozialistischen Mob zur Stelle der Bücherverbrennung gebracht.
Da er nicht nach Deutschland zurückkehren konnte, faßte Hirschfeld mehrfach den Plan, sich in den Vereinigten Staaten niederzulassen. Dies ließ sich jedoch nicht verwirklichen. Schließlich gründete er ein neues sexualwissenschaftliches Institut in Paris, das jedoch ohne Erfolg blieb. Er zog sich nach Nizza zurück, wo er an seinem Geburtstag, dem 14. Mai 1935, verstarb.

82. Am 10. Mai 1933 wurden die Bücher, die aus Hirschfelds Institut fortgeschafft worden waren, auf dem Berliner Opernplatz öffentlich verbrannt. Diese große Bücherverbrennung der Nazis „Wider den undeutschen Geist" betraf auch Materialien aus anderen Bibliotheken und Buchhandlungen, Bücher vieler berühmter Autoren von Freud bis Brecht.

83. Brief von Hirschfeld an Benjamin, 3. Juni 1934:

„Mein lieber Freund Harry. Ich habe Ihren Brief heute Morgen erhalten und bedanke mich für Ihre Freundlichkeit. Natürlich weiß ich, daß Medizinische Fachgesellschaften für Vorträge nicht bezahlen, und ich hätte dies nie erwartet. Nicht finanzielle Gründe lassen mich entscheiden, nach Amerika zu gehen.

Was ich finden möchte, ist ein Ort, an dem ich mich auf meine alten Tage zu Hause *fühlen kann, wo ich in Ruhe und Frieden leben kann, besonders wo ich arbeiten kann und wo ich das Gefühl habe, willkommen zu sein."*

Der geplante Kongreß in Chicago, 1933

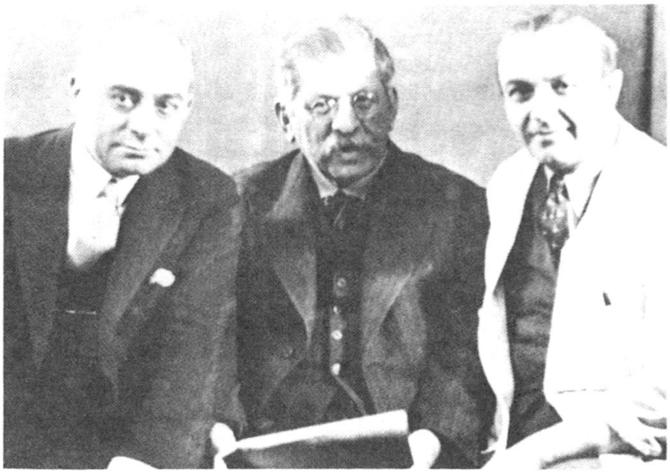

84.

Als Vertreter der Vereinigten Staaten in der Weltliga für Sexualreform versuchte Harry Benjamin, für das Jahr 1933 einen Kongreß in Chicago zu organisieren. Damit wäre nicht nur Hirschfeld in die USA zurückgekehrt, der Kongreß hätte auch einen großen Ansporn für die Sexualforschung der USA bedeutet. Unglücklicherweise erwiesen sich diese Bemühungen als erfolglos.

84. (von links nach rechts) Harry Benjamim, Hirschfeld und Max Thorek in Chicago, 1931.

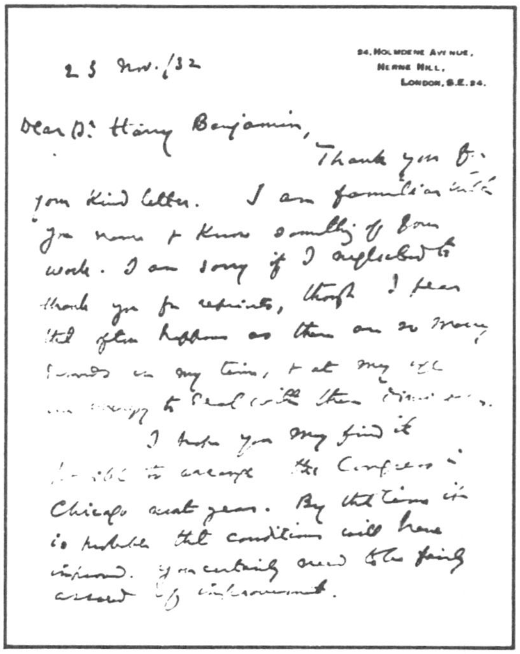

24, Holmdene Avenue,
Herne Hill,
London, S.E. 24.

23 Nov./32

Dear Dr Harry Benjamin,

Thank you for your kind letter. I am familiar with your name & know something of your work. I am sorry if I neglected to thank you for reprints, though I fear that often happens as there are so many demands on my time, & at my age ... energy to deal with them diminishes.

I hope you may find it possible to arrange the Congress in Chicago next year. By that time it is probable that conditions will have improved. You certainly need the fairly ... of improvement.

85.

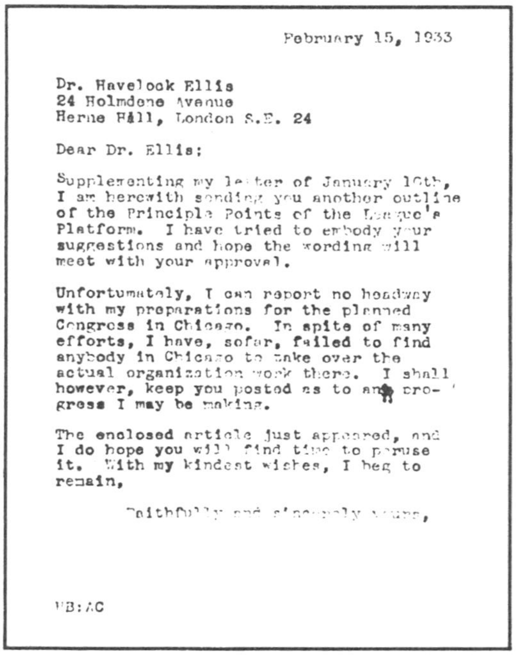

February 15, 1933

Dr. Havelock Ellis
24 Holmdene Avenue
Herne Hill, London S.E. 24

Dear Dr. Ellis:

Supplementing my letter of January 10th, I am herewith sending you another outline of the Principle Points of the League's Platform. I have tried to embody your suggestions and hope the wording will meet with your approval.

Unfortunately, I can report no headway with my preparations for the planned Congress in Chicago. In spite of many efforts, I have, sofar, failed to find anybody in Chicago to take over the actual organization work there. I shall however, keep you posted as to any progress I may be making.

The enclosed article just appeared, and I do hope you will find time to peruse it. With my kindest wishes, I beg to remain,

Faithfully and sincerely yours,

HB:AC

86.

85. Brief von Havelock Ellis an Benjamin, 23. November 1932:

„Lieber Herr Dr. Harry Benjamin,

Vielen Dank für Ihren freundlichen Brief. Ihr Name ist mir bekannt, und ich kenne einige Ihrer Arbeiten. Es tut mir leid, wenn ich es versäumt habe, mich bei Ihnen für Sonderdrucke zu bedanken, wenngleich ich fürchte, daß dies oft geschieht, da ich mich vielen zeitlichen Belastungen gegenübersehe und in meinem Alter die Energie abnimmt, sie zu bewältigen.

Ich hoffe, Sie finden eine Möglichkeit, den Kongreß in Chicago nächstes Jahr zu organisieren. Bis dahin könnten sich die Bedingungen verbessert haben. Und auf Verbesserungen sind sie gewiß angewiesen".

86. Brief von Harry Benjamin an Ellis, 15. Februar 1933:

„Lieber Dr. Ellis,

In Ergänzung meines Schreibens vom 10. Januar, sende ich Ihnen hiermit einen neuen Entwurf für die „Hauptprogrammpunkte" der Liga. Ich habe Ihre Vorschläge aufzunehmen versucht und hoffe, der Wortlaut wird Ihre Zustimmung finden.

Leider kann ich keine wesentlichen Fortschritte bei meinen Vorbereitungen des geplanten Kongresses in Chicago vermelden. Trotz vieler Bemühungen habe ich bis heute niemanden in Chicago finden können, der dort die Organisation übernehmen könnte. Ich werde Sie jedoch über alle Fortschritte auf dem Laufenden halten.

Der beiliegende Aufsatz ist gerade erschienen, und ich hoffe, sie werden Zeit haben, ihn zu lesen. Mit besten Wünschen . . .".

87, 88. Letzte Fassung der „Hauptprogrammpunkte der Liga" in der neuen Formulierung durch Harry Benjamin mit dem Rat von Havelock Ellis, 1933.

87.

WELTLIGA FÜR SEXUALREFORM

AUF SEXUALWISSENSCHAFTLICHER GRUNDLAGE

WL / SR

Das Präsidium:

August Forel
Havelock Ellis
Magnus Hirschfeld

Der Internationale Ausschuß:

Professor Asnaurow (Argentinien), Dr. Batkis (Rußland), Dr. H. Benjamin (Nordamerika), Dr. Biedl (Tschechoslowakei), Dr. Bondy (Tschechoslowakei), Dr. Bratt (Schweden), Dr. Brubpacher (Schweiz), Dr. Ramon Clases (Chile), Dr. Friedjung (Oesterreich) Dr. Geiersvald (Norwegen), / / Red. Gudmundson (Island), Dr. Norman Haire (England), Dr. Max Hodann (Deutschland), Eugen Humbert (Frankreich), Else Jerusalem (Argentinien), Prof. Jörgensen (Dänemark), Inga Junghanns (Dänemark) Dr. Kempeneers (Belgien), Alexandra Kollontay (Rußland), Mrs. Loeb (Canada), Victor Margueritte (Frankreich), Rosa Mayreder (Oesterreich), Heinrich Meng (Deutschland), Prof. Mieli (Italien), Dr. Olafsson (Island), Prof. Pasche-Oserski (Rußland), Dr. Juan Fernan Pérez (Spanien), Dr. Prißmann (Lettland), Dr. Ranulf (Dänemark), Dr. William Robinson (Nordamerika), Dr. H. Rogge (Holland), Dora Russel (England), Dr. A. Salama (Aegypten), Margret Sanger (Nordamerika), Dr. Schneidenberger (Liberia), Sindo Seitaro (Japan), Professor Silverstolpe (Schweden) Dr. Helene Stöcker (Deutschland), Frau Alma Sundquist (Schweden), Professor M. Suzuki (Japan).

Arbeitsausschuß:

Dr. Paul u. Maria Krische, Berlin, Dr. Walther und Hertha Riese, Frankfurt a. M., Dr. J. H. Leunbach, Kopenhagen.

Bureau der Weltliga (Adr.):

Institut für Sexualwissenschaft, Berlin NW 40, In den Zelten 10.

Hauptprogrammpunkte der Liga

Die Liga befürwortet:

1. Gleiche Rechte und Pflichten für Männer und Frauen hinsichtlich ihres sexuellen, aber auch ihres politischen und ökonomischen Lebens.

2. Beseitigung der Dominanz der Kirche in Fragen der ehelichen Beziehung. Reform der Gesetze über Ehe und Ehescheidung.

3. Empfängnisverhütung, damit Fortpflanzung selbstbestimmt umd mit der nötigen Verantwortlichkeit geschehen kann.

4. Anwendung eugenischer Erkenntnisse für eine Verbesserung der Rasse durch Geburtenauswahl. (Unterstützung der Fortpflanzung Gesunder und Begabter, Sterilisierung Ungeeigneter.)

5. Schutz der unverheirateten Frau und des nichtehelichen Kindes.

6. Angemessenes, wissenschaftliches Verständnis für Varianten der sexuellen Konstitution (Intersexualität) und eine entsprechend rationale Einstellung, beispielsweise gegenüber homosexuellen Männern und Frauen.

7. Systematische Erziehung in biologischen Fragen der Sexualität, besonders hinsichtlich der Geschlechtskrankheiten, der Masturbation und der Enthaltsamkeit. Eine gesunde Einstellung gegenüber der Sexualität zu fördern, einschließlich einer Vermittlung von Kenntnissen über gesundes Sexualleben, die nicht von Schuldgefühlen belastet ist.

8. Gesetzliche und soziale Reformen hinsichtlich der Prostitution, um deren Gefahren (v. a. Geschlechtskrankheiten) zu beseitigen.

9. Störungen und Abnormitäten des Sexualtriebes als mehr oder weniger pathologisch zu begreifen und nicht als Verbrechen, Laster oder Sünden.

10. Eine Reform der Strafgesetze zur Sexualität. Daß nur diejenigen sexuellen Handlungen als kriminell betrachtet werden sollen, die die Rechte einer anderen Person verletzen. Schutz Minderjähriger und Geistesschwacher. Daß sexuelle Handlungen zwischen Erwachsenen, die diese einvernehmlich verantworten, als ihre Privatangelegenheit betrachtet werden (und nicht zu rechtlichen Konsequenzen führen).

Unterscheidung zwischen Verbrechen und Laster: Daß ersteres – als antisoziale Handlung – Gegenstand der Gesetzgebung, letzteres – als persönliches Problem – aber Gegenstand von Erziehung ist.

88.

Winau · Vaubel

Chirurgen in Berlin

100 Porträts

17 x 24 cm. 106 Seiten. Mit 100 Abbildungen. 1983.
Broschiert DM 29,80 ISBN 3 11 009798 2

Aus der großen Zahl der zum Teil weltbekannten Berliner Chirurgen wurde aus Anlaß des 100. Chirurgenkongresses in Berlin eine Auswahl von 100 Persönlichkeiten getroffen.

Prof. Winau ist Lehrstuhlinhaber am Institut für Geschichte der Medizin der Freien Universität Berlin. Prof. Vaubel ist Chef der Plastisch-chirurgischen Abteilung des Behring-Krankenhauses in Berlin.

W DE G

de Gruyter

FSC
www.fsc.org
MIX
Papier | Fördert gute Waldnutzung
FSC® C083411

Zeitfracht Medien GmbH
Ferdinand-Jühlke-Straße 7
99095 Erfurt, Deutschland
produktsicherheit@kolibri360.de